U0010854

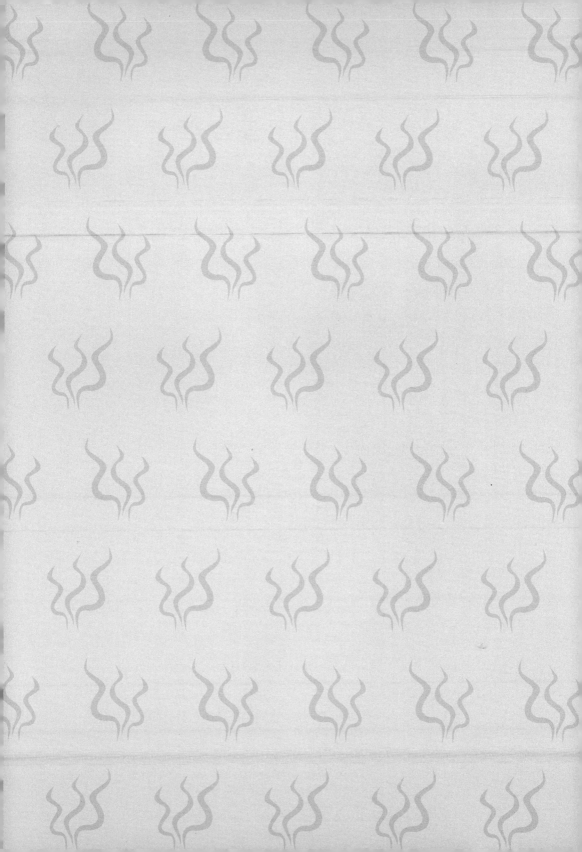

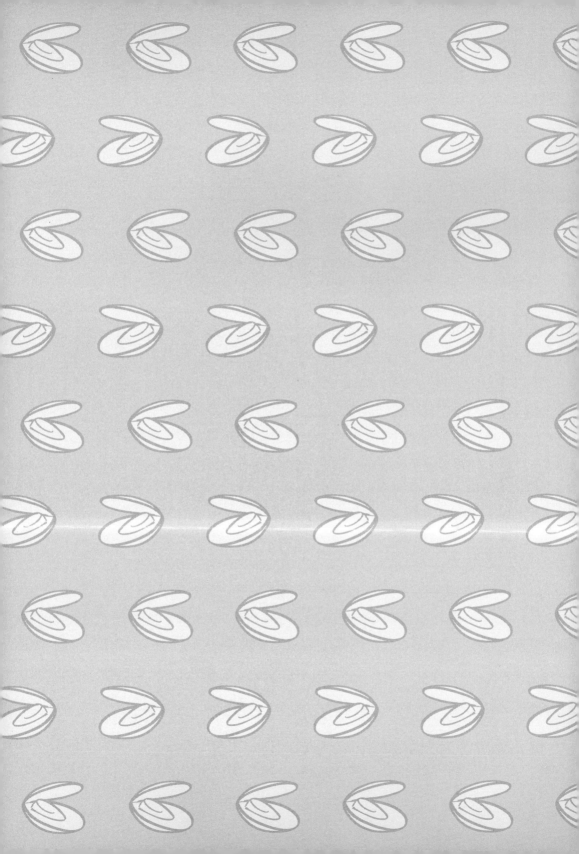

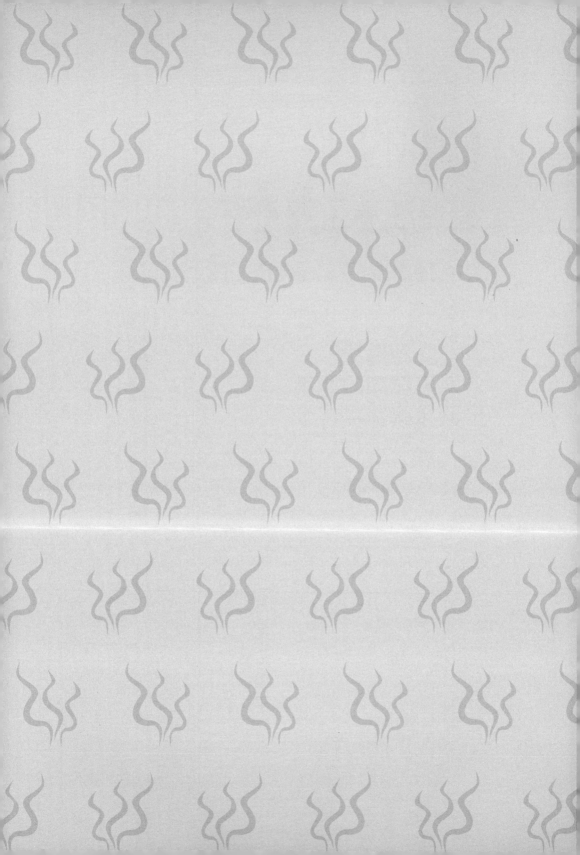

# 碘 的 神奇功效

## The Iodine Balancing Handbook

改善甲狀腺功能
與心臟健康的關鍵，
少碘多碘都不行

瑪莉妮‧高沙爾（Malini Ghoshal, RPh, MS）—— 著作

蔡欣如 —— 譯

晨星出版

這本書獻給我的母親，米納蒂‧巴內爾吉（Minati Banerjee）。
老媽，感謝你總是如此關心和支持我。

這本書還獻給我已故的父親，
阿西姆‧庫馬爾‧巴內爾吉（Asim Kumar Banerjee）。
老爸，謝謝你教導我誠信、道德和努力工作的價值。

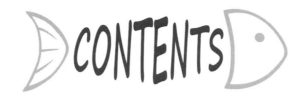

CONTENTS

# 作者的話

　　本書資料僅供參考，本書旨不在診斷或治療任何健康問題，也不應被解讀為醫療上的建議。若有任何錯誤或遺漏，皆非本意。

　　若你對自身健康，包括碘缺乏症或碘過量有任何疑問，請諮詢經驗豐富的臨床醫師或內分泌學的專家以獲得更多相關資訊。

　　本書討論的問題、症狀、診斷和治療方式僅供一般資訊參考，本書無法詳細列舉所有甲狀腺相關疾病或碘失衡的所有可能情況。

　　碘對於人體健康的重要性會不斷改變，本書印刷後可能有新的研究成果。服用任何補充劑或非處方產品之前，請務必諮詢醫師的建議。

　　補充劑並未受到食品藥品管理局嚴格監管，不同產品的碘含量可能差異甚大。補充劑也可能與你已在服用的藥物產生交互作用或造成副作用。若醫師建議你服用補充劑，請諮詢你的醫師或藥劑師關於碘補充劑和適當劑量的更多相關資訊。

# 前言

碘對人體有非常強大的影響。這種微量礦物質，是甲狀腺製造甲狀腺激素所必需的物質。甲狀腺素在人體生長的各方面都非常重要。正在閱讀本書的你，可能會好奇碘在人體中扮演的角色。

坊間有許多網站、書籍和影片，都討論過碘的攝取量會如何影響人體健康。那麼，你可能好奇本書有什麼特色，《碘的神奇功效》採用科學根據，來解釋碘對於人體健康的重要性。本書將詳細解釋碘與甲狀腺功能之間的關係。

碘缺乏症在全球各地仍然相當普遍。一項範圍擴及全球的研究顯示，全球估計有五千萬人具有碘缺乏症的臨床症狀。碘在妊娠期間對於胎兒的發展特別重要；另外，碘缺乏症也是引起大腦發育障礙最常見的可預防因素[1]。

人體內碘的含量改變，例如碘攝取量過高，可能會干擾甲狀腺功能，進而導致甲狀腺的相關疾病。碘是一種存於土壤和水體的天然礦物質。你的飲食習慣、居住地、基因遺傳、環境，甚至民族文化因素，都可能影響人體內的碘含量。人體必須透過食物或營養補充品，才能攝取足夠的碘。所以，想要維持碘平衡，我們必須先理

---

1 B. G. Biban and C. Lichiardopol, "Iodine Deficiency, Still a Global Problem?" *Current Health Sciences Journal* 43, no. 2 (2017): 103–111, doi: 10.12865/CHSJ.43.02.01; Kahla Redman et al., "Iodine Deficiency and the Brain: Effects and Mechanisms," *Critical Reviews in Food Science and Nutrition* 56, no. 16 (2016): 2695–713, doi: 10.1080/10408398.2014.922042.

解飲食對於甲狀腺功能的影響。

若你想了解碘與人體健康之間的關聯，那你來對地方了。本書會介紹碘失衡的高風險族群與他們應該留意的症狀，以及碘失衡發生時，該如何處理碘的失衡。也將探討人體需要碘的原因，以及碘攝取量的改變（太高或太低）對人體造成的影響。

你知道人體所需的碘不是恆定的嗎？終其一生，人體對於碘的需求會隨著生長和發育階段而有所變動。在生命的某些時期，你會需要比以往更多的碘。例如，為了胎兒和嬰兒的發育，人體在妊娠和哺乳期間就需要攝取更多的碘。

你將在本書找到碘的常見食用來源，以及特定類型的飲食，像是素食對於維持碘平衡的長期影響。我們也提出適用於各年齡層的碘攝取指南，並探討碘平衡對於身心健康的好處。

碘有各種存在的形式和用途，其形式包括外用碘、飲食補充品、處方藥和具放射性的碘（放射碘），以及各種用途。本書將聚焦於碘在維持甲狀腺健康所扮演的角色。

本書旨在讓你更了解維持碘平衡的重要性。我們將討論以下注意事項，包括何時該與醫師討論碘平衡，以及如何安全地補充碘。你對於碘這種神奇又強大的微量營養素，是否感到更好奇了呢？讓我們更深入地閱讀《碘的神奇功效》吧！

第 1 章

# 關於碘的真相

## 重點

〰️ 想要維持身體正常運作，碘是不可或缺的微量營養素。

〰️ 碘是非金屬的鹵素化合物。

〰️ 碘是天然的礦物質，我們可以在土壤、海水和岩石中找到此微量元素。

〰️ 有了碘，甲狀腺才能製造和分泌甲狀腺素。

你對於碘的認識或許不深，然而碘是維持人體健康的重要營養素。有了碘，人體內的甲狀腺才可以製造和分泌甲狀腺激素。人體無法自行分泌碘，我們所需的碘含量都必須倚靠食物等外部來源。然而，含有碘的食物，碘含量並非固定，也不易測量，所以很難確定攝取量。對某些人來說，這可能會造成碘失衡的問題。

碘的長期攝取不足，會讓人體陷入碘缺乏症。反之，若是透過特定食物或服用保健食品，攝取過多的碘，則可能影響人體的甲狀腺功能。對於碘的攝取，我們必須保持微妙的平衡。

碘平衡的變化，可能會影響人體甲狀腺對於甲狀腺激素的分泌。如果人體的碘平衡出現問題，人體可能會出現甲狀腺功能過強或過弱的情況，進而導致甲狀腺的相關疾病。這可能會影響你的能量、體重、新陳代謝、心率、血壓，以及許多其他基本的身體功能。

綜觀人類的歷史，世界各地都有關於甲狀腺疾病的紀錄，如甲狀腺腫（甲狀腺肥大）的情況。對於碘與甲狀腺功能、甲狀腺腫大之間的關聯，是一項重大的醫學發現。

我們將在此章更仔細地探討碘為何物，以及我們需要碘的原因。另外，我們將進一步討論碘的天然來源，並解釋全球環境變化如何導致食物碘含量的不確定性。

# 碘是什麼？

碘是一種天然的微量礦物質，存在於某些土壤、岩石形成物，以及鹹水（如海洋和海）之中。碘是穩定的非金屬鹵素，以符號（I）存在於元素週期表，它的原子序數是 53，原子量是 126.90。[1] 它是所有鹵素元素中最重的元素，其他常見的鹵素元素包括溴、氯和氟。

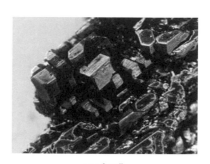

**元素碘**

鹵素的穩定性讓它成為適合製作日常用品的必要成分。鹵素能與不同的元素產生化學反應，例如可以和氫產生化學反應形成酸，

1　National Center for Biotechnology Information, "Iodine," PubChem, accessed September 7, 2022, https://pubchem.ncbi.nlm.nih.gov/compound/Iodine#section=Chemical-and-Physical-Properties.

或是與鈉起化學反應會形成鹽。

　　各種鹵素可以用來製造家用品（包括紙張、清潔產品），是各種工業和醫藥製品的原料，也可以添加於食品中。例如，碘與鈉、鉀反應，會形成碘化鈉和碘化鉀。你可能熟悉的「碘鹽」，是一種常見的添加方式。為了預防碘缺乏症，可以將碘作為營養素添加在食品中。在第2章〈碘的歷史〉中，我們將會更詳細地介紹，如何以食鹽碘化的方式防止碘缺乏症。

　　固態的碘呈灰黑色，具有強烈、刺鼻的氣味。碘只能微溶於水，液態和蒸氣形態的碘則是深紫色。高濃度的碘具危險性，若經口攝取、吸入體內、以皮膚直接接觸，可能會引發刺激作用、皮疹、燒傷、眼淚、流鼻涕、頭痛，以及其他嚴重的身體反應。[2]

　　碘有許多用途，可以用來製作染料，作為供攝影、顯像（如電腦斷層掃描）所使用的顯影劑。碘也可添加於動物飼料，或是作為水的淨化劑和消毒劑。碘的局部使用可作為防腐劑，有助於清潔傷口。例如，1%的碘溶液可以在90秒內殺死90%的細菌。[3]我們將在本書聚焦討論碘的醫療用途和碘對於人體甲狀腺健康的影響。

## 碘的天然來源

　　我們能在許多天然資源中找到碘，像是土壤、植物、水和岩石。然而，碘卻無法單獨存在於自然界，必須與其他物質結合才能存在。陸地上的碘，其礦物質含量太少。天然資源中，較高含量的

---

2　National Center for Biotechnology Information, "Iodine."
3　National Center for Biotechnology Information, "Iodine."

碘主要來自於如海洋等的鹹水，但天然的碘濃度較低，無法滿足多數的商業需求。天然碘元素的優質來源包括海藻、海綿和珊瑚。人類使用的碘用量只占全球碘約3%的總用量。

如前所述，碘有許多商業用途。用於商業的碘，所需的濃度比天然的碘高出許多。例如，你知道碘最常見的用途之一，是用於製作醫療影像產品（如X射線）的顯影劑嗎？實際上，有高達22%的碘都用來製作醫療影像產品。現今商業用的碘，大多是來自日本的地下油鹽和智利的卡利切沉積岩。你大概更好奇人類使用碘的最佳來源有哪些。我們究竟如何獲得製造甲狀腺激素的碘呢？請記住，我們的身體無法自行製造碘。

為了避免甲狀腺問題，我們主要仰賴食品和保健品來攝取人體所需的碘。許多類型的食品都有碘的存在，我們卻無法精準計算每天攝取了多少碘。碘的食用來源可能會因為土壤、化學合成方式和食品添加劑而有所改變。土壤的碘含量也會因為居住地區和其他環境因素的不同而有所改變。因為以上種種原因，世界衛生組織（WHO）和聯合國兒童基金會（UNICEF）在1993年提出建議，希望全球各國將碘添加到食鹽中，以降低碘缺乏症和區域性甲狀腺腫的風險。然而，全球食鹽碘化仍然有其挑戰和不平等之處，我們將在本書後續章節討論這些問題。

不管是海洋植物，例如海帶，或是海鮮如牡蠣和甲殼類，都是從海水或海洋鹹水吸收碘。這些來自鹹水的食物源擁有最高的碘含量。然而，食用太多此類型的食物，可能會讓你攝取過量的碘，反而會增加罹患甲狀腺疾病的風險。乳製品是另一個攝取碘的優質來源。但如同碘的其他食物來源一樣，不同乳製品的碘含量可以有很大的差異。不食用乳製品的族群，如果缺乏其他優質的碘含量來源又無法維持適當的攝取量，就有可能增加碘缺乏症的風險。

　　簡單來說，人類想要每日攝取少量的碘，最簡單的方式就是從碘含量豐富的土壤培育的作物。然而，環境的破壞已經降低許多地區土壤的碘含量，此現象在山區和頻繁洪水的區域尤其嚴重。此類型的土壤，種植出的作物碘含量不高。生活在這些地區的人，可能會因為長期無法攝取足夠的碘，而罹患碘缺乏症。一般來說，植物不是碘的最佳攝取來源。

　　因此，儘管人類能從許多不同的天然來源中攝取碘，但我們實際的攝取量可能難以估計，也可能不一致。此外，大部分的天然食物和飲料中的碘，並不足以改善嚴重的碘缺乏症。另一方面，食用過多富含碘的食物，例如海草，可能會導致碘的攝取過量。

　　過去的幾個世紀，世界各地的洪患、土壤侵蝕和農藥使用等因素造成環境破壞，也導致天然碘的含量銳減。儘管大多數人都能攝取足夠的碘，來保持正常的甲狀腺功能，但有些人甲狀腺疾病的風險卻增加了。若缺乏穩定的碘來源，人體的甲狀腺可能會製造過多或過少的甲狀腺激素——若不及時改善，長期下來會引發多種與碘相關的健康問題。

# 我們為什麼需要碘？

　　有了碘，人體才能正常地生長、代謝，並在各個生命階段發育。透過胃和小腸，碘被吸收到你的身體，接著被運送到甲狀腺。甲狀腺是一個小巧的蝴蝶形器官，位於頸部前下方的皮膚下。此腺體有兩個葉，由一條稱為峽部的組織帶連接，這兩個葉有小囊泡，可以用來儲存甲狀腺激素。甲狀腺有兩種不同類型的細胞——濾泡細胞和濾泡旁細胞。

　　濾泡型甲狀腺細胞（follicular thyroid）負責製造兩種主要的甲狀腺激素：四碘甲狀腺素（T4）和三碘甲狀腺素（T3）。T4上附著四個碘原子，T3上附著三個碘原子，這些激素是人體內分泌系統的一部分。內分泌系統是由體內的腺體所組成，它們製造並釋放出調節人體代謝和細胞活動的重要激素。

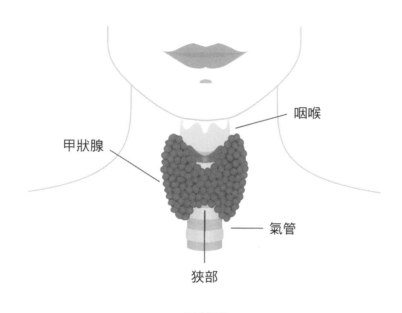

**甲狀腺**
（Thryoid Gland）

　　第二種甲狀腺細胞組織是濾泡旁細胞（parafollicular cells）或是C細胞（C-cells）。這些細胞有助於製造稱為降鈣素（calcitonin）的一種荷爾蒙，降鈣素負責調節人體血液中鈣和磷的含量。降鈣素有助於骨代謝和其他體內活動。

當人體需要甲狀腺激素進行細胞活動，就會把甲狀腺激素釋放到血液中。甲狀腺激素有助於調節體溫、能量和新陳代謝等身體系統。舉例來說，若人體內甲狀腺激素功能異常，病患可能會出現疲倦、注意力不集中、掉髮和皮膚乾燥等症狀，或是有器官、骨骼和肌肉的毛病。

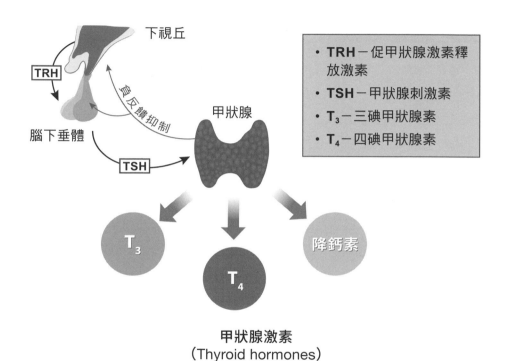

**甲狀腺激素**
（Thyroid hormones）

　　人體的甲狀腺激素分泌需要隨情況調整，大腦精密的訊號系統會決定要產生和釋放多少激素──這就是下視丘、腦下垂體和甲狀腺之間持續的負反饋作用。

　　當你的身體需要甲狀腺激素，下視丘就會發出信號並釋放促甲狀腺激素釋放激素（TRH，簡稱促甲釋素），讓腦下垂體產生甲狀腺刺激素（TSH）。這是一種負反饋迴路，甲狀腺刺激素增加，會讓甲狀腺製造更多的甲狀腺素。醫師能藉由檢查血液中的甲狀腺刺激素含量，確認病患的甲狀腺功能是否正常。

甲狀腺會利用甲狀腺球蛋白（protein thyroglobulin），來製造四碘甲狀腺素（T4）和三碘甲狀腺素（T3），並儲存其中產生的碘。甲狀腺球蛋白是由甲狀腺濾泡所產生和製造，只要人體的腦下垂體釋放四碘甲狀腺素（T4），甲狀腺就開始製造甲狀腺激素和少量的三碘甲狀腺素（T3）。儘管人體的甲狀腺製造出較多的甲狀腺激素，甲狀腺激素大多時候不活躍。

為了讓甲狀腺激素對細胞發揮作用，我們必須刺激甲狀腺激素的分泌。甲狀腺激素在碘甲狀腺素脫碘酶（iodothyronine deiodinase，一種蛋白質）的幫助下，轉換成具活性的三碘甲狀腺素（T3）。[4]目前，科學家已經發現三種碘甲狀腺素脫碘酶（DI01, DI02, DI03），人體各個器官和組織內幾乎都有其存在。

每種酵素各有不同功能。DI01主要負責把甲狀腺中的甲狀腺激素，轉換為具活性的三碘甲狀腺素（T3）。DI01也會在腎臟和肝臟中進行轉換，只是含量較少。DI02主要負責在身體各部位的細胞中，產生三碘甲狀腺素（T3），包括肌肉、組織、骨骼和各種器官。DI03在胎兒發育期間較活躍，能防止組織受到過量甲狀腺激素的影響。而成人的DI03主要存在皮膚和中樞神經系統。

---

4 Laura Sabatino et al., "Deiodinases and the Three Types of Thyroid Hormone Deiodination Reactions," *Endocrinology and Metabolism* 36, no. 5 (2021): 952–964, doi: 10.3803/ EnM.2021.1198.0.1038/s41574-019-0218-2.

這些酵素負責傳遞和調控甲狀腺激素的訊號，可以確保人體的生長和發育狀態。雖然科學家尚未確認各種脫碘酶的功能，但他們認為這些酶可以有效確保人體細胞內的甲狀腺激素含量是否穩定。這些酶可以讓組織根據細胞的需求，降低或增加甲狀腺激素的濃度。[5]

血液含有足量的碘離子，才能讓甲狀腺製造甲狀腺激素。我們能透過飲食攝取碘離子，或是食用含有碘酸鹽或有機碘化合物（organically bound iodine）的保健品。

隨著年齡變化，人體所需攝取的碘含量也會改變。孕婦和哺乳期的母親所需的碘攝取量最高，這麼做不僅是為了自身健康，也是為了保障胎兒的健康。

孕婦對於碘的攝取量，攸關胎兒的發育健康——胎兒的發育也需要攝取碘。在地球上的某些地區的土壤和水源含碘量偏低，孕婦可能會有嚴重碘缺乏症的情形。這或許會影響胎兒的腦部發育，進而導致其它與碘缺乏症有關的病症，也可能會帶來長期不可逆的傷害。

## 碘與碘離子

對於本書的內容，你可能會不知道怎麼區分碘和碘離子這兩個術語。碘和碘離子不是同義詞，但兩者有密切的關聯。

---

5　Sabatino et al., "Deiodinases and the Three Types of Thyroid Hormone Deiodination Reactions."

碘是存在於自然中的微量元素。如前所述，碘的原子序數53，是最重的鹵素化合物。碘帶中性電荷，並不易溶於水。單獨存在的碘具強烈的腐蝕性，如果直接接觸，可能會燒傷、刺激並損傷皮膚和組織。因此，我們通常會先把碘與另一種元素結合，再用於醫療用途。

　　碘離子是碘的不同化學物質，它是帶負電荷的碘離子分子。碘與正離子元素（如鉀或鈉）結合，形成鹽類（如碘化鉀或碘化鈉），就會形成碘離子。

　　以鹽類形式存在的碘則更為穩定，大部分的碘補充劑都含有碘化鉀。為了降低全球的甲狀腺腫大和碘缺乏重症的發病率，各國把碘化鹽添加進居家飲食，讓碘化鹽變得便宜又容易取得。攝取碘離子後，人體需要再將其分解成碘才能被利用。

　　19世紀初，科學家結合了碘、碘化鉀和蒸餾水，開發出「盧戈氏碘液」（Lugol's solution），並將其用於許多不同的醫療用途，作為抗菌劑或是碘缺乏症的治療。如今，市面仍然有各種不同強度的盧戈氏碘液。

　　碘化鉀補充劑有不同的強度和配方，能用來治療碘缺乏症、作為檢測癌細胞的診斷試劑，也能阻斷甲狀腺腺體吸收放射性碘。

　　在核電廠造成的核能災害，環境中釋放出的放射性碘會被人體吸收，這會造成輻射性中毒。高含量的放射性碘在人體會增加，得到甲狀腺癌症的風險會提高，對於嬰兒、兒童和青少年尤其嚴重。攝取碘化鉀的理想狀態，是在放射性碘之前，讓甲狀腺腺體吸收碘化鉀。這麼做能防止甲狀腺腺體吸收放射性碘，達到保護效果。

　　碘化鉀只能保護人體不受放射性碘的影響，對於其他形式的輻射暴露都無效。另外，不是所有人都能服用此形式的碘離子，因此碘化鉀的使用範圍相當侷限。若是要防止人體吸收放射性碘，通常只適用於40歲以下的族群。想要有效地保護甲狀腺腺體，必須在放射性碘暴露前的24小時，或放射性碘暴露後的4小時內使用碘化鉀。但是碘化鉀無法提供完整的保護，不建議在未經醫療專業諮詢的情況下使用。

# 第 2 章
# 碘和甲狀腺的歷史

## 重點

- 1811 年，人類發現碘。
- 地方性甲狀腺腫大（Endemic goiter）是指一個人口群體中，由於碘缺乏症導致甲狀腺腫大的現象。
- 直到 19 世紀初，人類才開始理解甲狀腺的功能。
- 1820 年前後，瑞士醫師康德（Jean-François Coindet）首次以碘來治療甲狀腺腫大。
- 1920 年前後，美國開始實施食鹽碘化。

1811 年，在拿破崙戰爭期間，法國化學家庫爾托瓦（Bernard Courtois）製造火藥過程中意外發現了碘。一開始，庫爾托瓦利用木灰來製造火藥的關鍵成分硝酸鉀。後來，由於當地木材供應短缺，庫爾托瓦改以當地豐富的海藻灰來製造硝酸鉀。

某天，庫爾托瓦在清洗銅器時，不小心用了太多硫酸，銅器冒出紫色的蒸氣，隨後凝結成晶體。庫爾托瓦認為自己可能發現了一種新的化合物，但由於當時法國處於戰爭狀態，他沒有資源來研究它。

為了鑑別晶體的組成，庫爾托瓦將晶體取樣，並把樣本交給認識的化學家。史上第一位識別碘元素的化學家仍存在爭議，但可以確定的是，大家都認同第一個發現碘的人是庫爾托瓦。

多位化學家針對碘做了研究，包括查爾斯·伯納德·德索姆（Charles-Bernard Désormes）、尼可拉斯·克萊蒙（Nicolas Clément）、喬瑟芬·路易斯·蓋呂薩克（Joseph Louis Gay-Lussac）、安德烈·馬里·安培（André M. Ampère），他們在報告結果中聲稱發現一種新的化合物或元素。根據史料紀載，蓋呂薩克將這個新的元素命名為「iode」，此名源自希臘文的紫色「ioeides」。英國化學家漢弗里·戴維（Humphry Davy）同時發表了一份報告，根據戴維的實驗結果，這種新元素與氯和氟相似。

歷史記錄表明，他將其命名為「iodine」，以使其與其他鹵素元素氯和氟的名稱保持一致。[1]

如上所述，碘無法完全溶於水。除非我們把碘拿來與另一種劑或礦物質混合（如鉀或氯），碘才有可能溶解。1829年，法國醫師盧戈爾（Jean Guillaume Auguste Lugol, 1788年～1851年）發現，碘與鉀結合後就能溶於水。當時盧戈爾正在研究結核病的治療方式，他認為碘溶液或許會是結核病的解方。

盧戈爾研發出「盧戈氏碘液」（Lugol's solution），以1：2的比例，混合碘元素和碘化鉀與蒸餾水的混和液。盧戈氏碘液雖然無法用於治療結核病，卻能有效治療與碘相關的甲狀腺疾病。現在市面上仍然存在各種強度的盧戈氏碘液，常用於甲狀腺的術前準備，或是各類甲狀腺病症的治療（如甲狀腺亢進）。碘能縮小甲狀腺的

---

1 Angela M. Leung, Lewis E. Braverman, and Elizabeth N. Pearce, "History of U.S. Iodine Fortification and Supplementation," *Nutrients* 4, no. 11 (2012): 1740–1746, doi: 10.3390/nu4111740.

腫塊，並抑制甲狀腺激素的分泌。

然而，碘的發現並沒有立即帶來影響力。現代醫學對於甲狀腺疾病的理解（包括與碘缺乏症相關的地方性甲狀腺腫大），是數千年以來的醫學科學的成果。數個世紀前，世人尚未發現碘與人體甲狀腺健康的關聯。當時的哲學家、藝術家、醫師和解剖學家，提出了許多理論，試圖解釋甲狀腺在人體健康中的扮演的角色。

遺憾的是，過去人們尚未理解甲狀腺腫大(俗稱甲狀腺腫)的成因，因此當時甲狀腺腫大的外觀帶有負面聯想。我們可以從過去的繪畫、壁畫、雕塑作品和書籍，看到甲狀腺腫大的患者被惡意描繪成劊子手、精神異常或「邪惡」的人。

藉由了解碘的歷史，我們能理解不同時代對於甲狀腺疾病的處置方式，也能探討碘的發現如何改變醫學科學和臨床醫療行為。隨後的每一代人都能在過去的基礎上更進步，持續改善醫療技術。

# 內源性碘缺乏症

碘治療問世前，世界各地許多地區都有地方性甲狀腺腫大的病例。甲狀腺腫大可能是由甲狀腺功能異常所引起，包括甲狀腺炎的症狀，然而碘缺乏症引發的甲狀腺腫大，則是稱作地方性甲狀腺腫大的疾病。[2] 儘管數百年來，人們雖然不曉得碘元素用於治療甲狀腺腫大的功效，但事實上，碘含量豐富的食物自古以來扮演著各種治療的重要角色。

---

2　Ahmet S. Can and Anis Rehman, "Goiter," in *StatPearls* (Treasure Island, FL: StatPearls Publishing, 2022).

關於甲狀腺腫大和其他甲狀腺相關病症，世界各地有各種書面描述和插圖。許多醫學著作和解釋都受到當時宗教和哲學的影響。數百年來，人類對於甲狀腺病症的假設雜亂無章，增加了甲狀腺病症的檢測和治療的不確定性。無論碘的起源為何，根據世界各地的歷史記載，人類歷史的開端就存在甲狀腺腫大的病症，這說明碘在人類健康的重要作用。

綜觀全球，甲狀腺腫大的症狀較常見於土壤碘含量特別低的地區。直到19世紀中葉，人類才發現土壤礦物含量（碘）和地方性甲狀腺疾病之間的關聯。在美國，甲狀腺腫大主要流行於中西部、阿帕拉契、五大湖和山間地區。

論地理位置，土壤碘含量較低的地區包括中國的部分地區、印度地區，也包括中非、中亞以及瑞士、安地斯山脈和喜馬拉雅山脈的山區。

世界各地的某些地理區域，像是中非，其地區的人口仍然有碘缺乏症的患者。至今，這些地區的碘缺乏症好發於嬰兒、幼兒、孕婦和哺乳婦女等族群。

# 甲狀腺的醫學發現

最早的書面記錄可追溯至公元前3600年，中國的文獻有對於甲狀腺腫大患者的描述。[3]追溯至公元前1400年，印度的阿育吠陀醫學文獻也有對於「加拉加達」（galaganda）或甲狀腺腫大的詳

---

3　Leung et al., "History of U.S. Iodine Fortification."

細描述。阿育吠陀文本還針對不同的甲狀腺疾病作出分類：甲狀腺功能低下症（kaphaja）、甲狀腺功能亢進症（vataja）和甲狀腺囊腫（medaja）。另外，公元前1500年的埃及史料，也出現過對於甲狀腺腫大患者的描述。

根據史料研究，甲狀腺疾病的插圖最早出自1215年前後的《雷瑙爾樣本書》（Reuner Musterbuch），這本書為阿爾卑斯山的西多會修道院所擁有。1920年代，在食鹽碘化計劃開始之前，瑞士有一大群人受甲狀腺腫大所苦。

這些插畫將甲狀腺腫大和「白痴症」畫上等號──白痴症是古老的術語，用來描述甲狀腺機能低下症（hypothyroidism）所造成的身體和大腦發育受損，當時人們尚未理解其症狀的實際情況。[4] 孕婦若患有嚴重的碘缺乏症，會造成甲狀腺腫大、白痴症或嬰兒發育障礙，數百年前的人類尚未歸納出以上醫學發現。

於15和16世紀，即是西方文藝復興時期的開端，一些傑出的解剖學家、藝術家和醫師辨識出甲狀腺腫大的症狀。然而，直到19世紀初期，甲狀腺的功能仍然是尚未解開的謎團。

早期，許多人認為甲狀腺是用來支撐身體的腺體。1511年前後，達文西首次繪製甲狀腺的解剖插圖。歷史學家相信，達文西可能認為甲狀腺的功能是固定氣管。[5]

---

4　Asfandyar Khan Niazi et al., "Thyroidology Over the Ages," Indian Journal of Endocrinology and Metabolism 15, no. 2 (2011): S121–S126, doi: 10.4103/2230-8210.83347.

5　D. Lydiatt and G. Bucher, "Historical Vignettes of the Thyroid Gland," Clinical Anatomy 24, no. 1 (2010): 1-9.

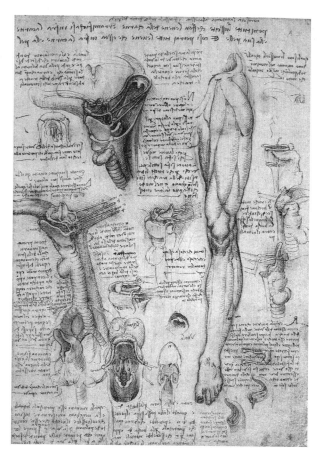

達文西繪製喉部的解剖研究／1510／年英國溫莎 皇家圖書館。

比利時醫師兼解剖學家安德烈亞斯‧維薩留斯（Andreas Vesalius, 1514年～1564年）出版了首部關於人體解剖學的插圖書籍──《人體結構七卷》，或稱《Fabrica》。維薩留斯在書中，以文字和插圖分別描述和描繪甲狀腺。

接著在17世紀，英國醫師和解剖學家湯瑪士‧華頓（Thomas Wharton, 1614年～1673年）寫出《腺體研究》（Adenographia），是當時最知名又備受推崇的書籍，其中包含對於人體各種腺體的探討，像是為腺體「甲狀腺」的命名進行分類。《腺體研究》非常受歡迎，除了賣到第6刷之外，在長達200多年的時間，此書都被用來當作參考書。直到20世紀，《腺體研究》仍然引發大量關於甲狀腺功能的辯論和推測。[6]

18至19世紀，其他知名的醫師觀察到甲狀腺腫大和突眼症（眼球突出）的關聯，並在報告中提出他們的醫學發現。這些知名的醫師包括英國醫師迦勒‧帕里（Caleb Parry, 1755年～1822年）、愛爾蘭醫師羅伯特‧葛瑞夫茲（Robert Graves, 1796年～1853年）和德國醫師卡爾‧馮‧巴塞多（Carl von Basedow Merseburg, 1799年～1854年）。他們各自描述甲狀腺腫大、心悸和突眼症的症狀（這些症狀被稱為「默瑟堡三聯症」）。為了紀念葛瑞夫茲對於甲狀腺研究的功勞，葛瑞夫茲氏症就是以其姓氏命名，此病名首次出現於1862年的醫學文獻。[7]

## 甲狀腺腫成因的理論

「甲狀腺腫」或goitre的起源，可能是古法文的goitron（喉嚨），或拉丁文的guttur（喉嚨）。甲狀腺腫在當時是遍布全球的流行病；然而，人類對於其成因的誤解長達數百年，當時盛行的理論範圍之廣，從邪靈附身到自然現象都有。

我們無法深入探討數千年內所有的醫學主張和準則，但我們還

---

6　K. Laios et al., "From Thyroid Cartilage to Thyroid Gland," FoliaMorphologica78, no. 1 (2019): 171–173, doi: 10.5603/FM.a2018.0059.

7　V. C. Medvei, A History of Endocrinology (Lancaster, England: MTP Press, 1982), 289-96.

是能藉由有參考價值的文獻，看到數百年來的研究、觀察結果和臨床行為，了解科學發現的廣泛範疇。歸根究柢，唯有回顧歷史，才能看到現代醫學和科學成就的基礎。

有西方「醫學之父」之稱的希波克拉底（Hippocrates, 公元前460年～370年）著作等身，主題圍繞各種疾病和傳染病。希波克拉底主張疾病並非魔法或超自然力量，而是一種自然現象。這個主張在當時並非主流觀點；然而，希波克拉底一生受到高度尊重，其醫學論述的影響力長達數個世紀。

他在公元前400年所撰寫的著作《論空氣、水和環境》（*On Airs, Waters, and Places*）中，希波克拉底將甲狀腺腫描述為「喝雪水」的後果。希波克拉底認為，甲狀腺的功能是潤滑呼吸道，他也認為土壤、水和空氣等自然資源對於疾病能產生影響。對希波克拉底來說，保持健康就是在身體液體和外部力量（自然）之間維持平衡。若打亂平衡，人體就會罹患疾病。[8]

雖然這個主張只是一種初探的假設，但能確定的是，現今醫學仍然認同自然資源對疾病具有影響力的論述。舉例來說，我們只要反思全球各地土壤、空氣和水中的環境毒素，對於人體健康的危害，就可以理解希波克拉底所提出的準則。此外，現今的醫師仍然相信且遵守希波克拉底在臨床醫學的準則和道德標準。

另一位受人尊敬的是希臘醫學家兼哲學家蓋倫（Gale, 129年～216年），對於臨床醫學有重大的貢獻。然而，蓋倫並不認同其他醫師先前提出的甲狀腺功能理論。他認為甲狀腺連結並保護大腦和

---

8　Hippocrates, translated by Francis Adams, On Airs, Waters, and Places (London: Wyman & Sons, 1881).

心臟的屏障。而且,蓋倫對於醫學科學的影響,包括釐清循環系統和人體體內腺體的關聯。他主張甲狀腺的功能是吸收循環系統傳送的神經衝動。直到16世紀,蓋倫對於解剖學以及各種疾病成因和治療的觀察和理論,才受到廣泛接受和認可。

其他以全球各地為範圍的歷史資料也指出,劣質的水質可能是甲狀腺腫的病因。古代中國人將甲狀腺腫歸因於生活在山區和水質差的地方。瑞士醫師霍亨海姆(Philippus Theophrastus Aureolus Bombastus von Hohenheim),或稱帕拉塞爾蘇斯則指出,水中的礦物質尤其鉛,會引起甲狀腺腫和先天性碘缺乏症候群。

後來又出現其他對於甲狀腺腫病因的理論,而這些理論不外乎是提到水質和氣候因素(如溫度、陽光不足和濕度)。另外,社會和醫療因素,如貧困、營養不良、精神疾病和惡劣的生活條件也可能是病因。對此,美國科學家的主張與歐洲的理論出現分歧,他們對於甲狀腺腫的觀察有不同的結論。

1800年,美國醫師兼植物學家巴頓(Benjamin Smith Barton, 1766年～1815年)為德國哥廷根大學的同事寫了一本書,書名為《流行於北美地區的甲狀腺腫:探討甲狀腺腫的回憶錄》。[9]

巴頓依據旅途中的觀察結果,指出歐洲山區與美國非山區地區的甲狀腺腫案例,其病因和治療方式的差異。巴頓寫道:「甲狀腺腫在德國和歐洲其他地區的特定區域非常常見,那些國家的醫學家會針對其土壤、氣候和曝露情況,研究疾病盛行的原因,他們也會比對(北)美洲盛行甲狀腺腫的地區之土壤、氣候和曝露情況,探

---

9　Sarah E. Naramore, "Making Endemic Goiter an American Disease, 1800–1820," Journal of the History of Medicine and Allied Science 76, no. 3 (2021): 239–263, doi: 10.1093/jhmas/jrab018.

討其中的關聯性。」[10]

　　巴頓在書中遺憾地表示，他無法提供什麼新的資訊，但希望此書能激發他人對於甲狀腺腫研究的興趣。巴頓寫道：「我明白理論的仙境，可以通往短暫的榮耀之路；然而，唯有事實和田野觀察，對現在和未來才有實際的幫助。」[11]但是，巴頓提出了與前人相似的假設，認為「甲狀腺腫大是一種瘴氣，類似於間歇性發燒（intermittent fever）和復發性發燒（remittent fever）、痢疾（dysentery）和其他類似的病症。」[12]此理論提出後也流行了數百年之久。

　　現代人能藉由巴頓的回憶錄，看到200多年前巴頓對於甲狀腺相關病症的想法。[13]多年以來，全球的醫師大多認為甲狀腺腫可能是由感染所引起。例如，奧地利知名的外科醫師特奧多・比爾羅斯（Theodor Billroth, 1829年～1894年）認為，甲狀腺腫大的成因是「瘴氣腫瘤」和「全身性感染的局部症狀」。這個說法與巴頓對於甲狀腺腫病因的理論不謀而合，因此這個感染理論就一直延續到19世紀。

　　1878年，倫敦聖托馬斯醫院（St. Thomas Hospital）的醫師奧德（William Ord），首次以「黏液性水腫」（myxedema）描述甲狀腺功能低下的症狀。奧德在一篇標題為〈黏液性水腫：偶發於中年女性「克汀病」的主要症狀〉的論文中，以皮膚的「黏液性水

---

10　Benjamin Smith Barton, A Memoir Concerning the Disease of Goitre as It Prevails in Different Parts of North America (Philadelphia, PA: Way & Groff, 1800).

11　Benjamin Smith Barton, A Memoir Concerning the Disease of Goitre

12　Benjamin Smith Barton, A Memoir Concerning the Disease of Goitre

13　You can read more here: https://archive.org/details/b30794808/page/2/mode/2up?ref=ol&view=theater

腫」描述甲狀腺疾病的症狀。[14]

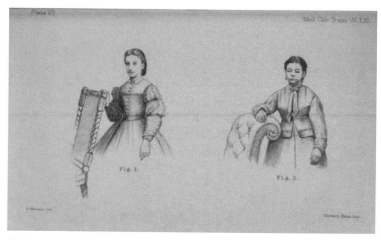

這是人類首次以鋼版印刷圖像拍攝甲狀腺功能低下的年輕女性，
這些照片展示此年輕女性21歲（第一張圖像）起，7年間的外貌
變化，這些照片收錄於奧德1878年發表的論文。[15]

　　1909年，瑞士醫師科赫（Emil Theodor Kocher, 1841年～1917年）
對於甲狀腺的功能、相關疾病、手術以及其他內分泌相關病症的諸
多貢獻，讓他分別獲得諾貝爾生理學獎和醫學獎。科赫主張碘對甲
狀腺功能的重要性，遺憾的是，他未能在有生之年提出科學證據。
　　1895年，德國化學家兼醫學系教授尤根・鮑曼（Eugen
Baumann, 1846年～ 1896年）是最早在報告中提出「碘是甲狀腺組

---

14　Stefan Slater, "The Discovery of Thyroid Replacement Therapy," JLL Bulletin:
　　Commentaries on the History of Treatment Evaluation, jameslindlibrary.org/articles/ the-
　　discovery-of-thyroid-replacement-therapy.

15　William M. Ord, "On Myxœdema, a Term Proposed to Be Applied to an Essential Condition
　　in the 'Cretinoid' Affection Occasionally Observed in Middle-Aged Women," Medico-
　　Chiurological Transactions, no. 61 (1878): 57–78.5, doi: 10.1177/095952877806100107.

織的自然合成產物」的人。20世紀初期的美國，在醫學領域有令人振奮的發展。查爾斯・H・梅奧（Charles H. Mayo）和亨利・W・普魯默（Henry W. Plummer）兩位知名醫師共同發表了著名的論文〈甲狀腺〉。此論文探討甲狀腺的解剖學、生理學、功能和疾病，並深入研究人類在過去對於甲狀腺腫病因的諸多理論。

梅奧和普魯默在論文中提到許多當時的主流理論，包括「水中的無機與有機化學物質」、「毒性感染理論」、「缺乏碘的飲食」和「一般的衛生觀念」。除此之外，他們也提到常發於兒童的傳染病，如麻疹、腮腺炎、百日咳和其他導致慢性（長期）炎症，以上疾病都有可能是造成甲狀腺素失調的原因。

他們認為：「慢性病對於甲狀腺有負面影響，除了會影響營養物質的吸收，部分也會因為致病因子的毒性作用，影響甲狀腺儲備能量的功能。」他們接著說：「人類脖子會腫脹是正常的，因為腺體的血流量增加了。另一方面，也可能是因為生理調節作用增加。」此著作提供了碘的發現及歷史，同時也說明碘在甲狀腺功能上的重要角色。梅奧和普魯默根據自身知識，提出對於甲狀腺腫病因的觀察和推測。[16]

梅奧和普魯默的文章指出，地方性甲狀腺腫是由碘缺乏症所引起，進而影響到甲狀腺的功能。他們接著提到，一般地方性甲狀腺腫發生的主要原因，是因為水和食物中缺乏碘。

數個世紀以來，哲學家和醫學家提出諸多關於甲狀腺腫病因的理論；一直到1940年代，才有科學證據能佐證碘缺乏症與地方性

---

16 Charles H. Mayo and Henry W. Plummer, "The Thyroid Gland," Wellcome Collection, https://wellcomecollection.org/works/r3x9xckc/items?canvas=2.

甲狀腺腫之間病因的關聯。

# 甲狀腺腫的古早療法

在發現碘對於甲狀腺功能的作用前，人類嘗試以各種方式治療甲狀腺腫和甲狀腺的相關病症，也包括手術。其中，特定的高碘含量食物對於治療甲狀腺病症特別有效。

出生於公元前300年的阿育吠陀醫師——查拉卡（Acharya Charaka），曾經提過甲狀腺功能低下的症狀及其預防方式。查拉卡認為，人類的健康和福祉與我們的生活方式和環境有關。在阿育吠陀的醫學理論中，他們認為宇宙是由五種元素——空氣、火、水、土和空間所組成。健康則是維繫心靈、身體和精神的重要因素。

根據查拉卡的主張，只要人類攝取足量的大麥、稻米、牛奶、小黃瓜、甘蔗汁和綠豆，就能預防甲狀腺腫。乳製品含有足量的碘，每天飲用就能改善碘缺乏症。我們將在第7章詳細介紹不同食物的碘含量。

蓋倫在公元150年提出「以燒過的天然海綿」作為甲狀腺腫的治療方式；約在公元300年，中國的諸多療法也提及「以海藻、大麻和燒過的天然海綿」的治療方式；公元650年，中國大夫孫思邈的文章提到「以切碎的動物甲狀腺腺體、磨碎的貝殼、海藻和燒過的海綿」來治療甲狀腺腫。以上幾個療法都有使用高碘含量的物質。

在大約公元400年到1400年之間，有許多由醫術精湛的醫師撰寫的百科全書式文獻，他們在文章中針對各種疾病提出治療方式，其中也包括各種治療甲狀腺腫的手術程序。不幸的是，古代的甲狀腺腫手術容易引發嚴重的併發症，導致高死亡率。因為當時的手術工具比較陽春，醫師對於循環系統的理解有限，因此容易陷入術後出血和感染等困境。

　　享有盛名的拜占庭醫師阿米達的埃提烏斯（Aëtius of Amida,527年～564年），可能是首位記錄甲狀腺腫和突眼症（甲狀腺眼病）病歷的醫師。埃提烏斯在朱斯丁尼一世皇帝君士坦丁堡的庭院裡工作。現代人推測埃提烏斯可能是《醫學十六書》（Sixteen Books on Medicine）的作者。[17]

　　《醫學十六書》的內容談到許多著名希臘醫學家的發現，其中也包括蓋倫的主張。埃提烏斯在書中，也根據自身對皮膚、眼睛、耳朵、鼻子和喉嚨等症狀的診斷經驗，提出詳盡的原創主張。在《醫學十六書》裡討論各種治療方式和手術程序，對於後世具有影響力。埃提烏斯在手術程序的記錄裡，提及改善甲狀腺腫的手術。當時，他認為甲狀腺腫是影響喉部的疝氣，他還將突眼症誤認為某種動脈瘤（即血管壁的異常腫脹）。

　　時間來到7世紀，另一位著名的希臘醫學家阿伊吉納的保羅（Paul of Aegina, 625年～690年）寫出了《醫學摘要七書》（Epitomoe Medicae Libri Septem）。保羅的工作是實踐過去著名希臘醫學家的理論，其中包括蓋倫、奧里巴修斯和埃提烏斯。[18]

　　在保羅撰寫的《醫學摘要七書》中，第六本是專門獻給了手術實踐。保羅在書中提到氣管切開術、扁桃腺切除術和甲狀腺切除術等手術程序。然而，保羅將甲狀腺腫誤認為是「由氣管腫脹所致的

17　D. Lazaris, F. Laskaratos, and G. Lascaratos, "Surgical Diseases of the Womb According to Aetius of Amida (6th Century A.D.)," World Journal of Surgery, 33(6) (2009): 1310–1317.

18　K. Jang, Rosenfeld J. and A. Di Ieva, "Paulus of Aegina and the Historical Origins of Spine Surgery," World Neurosurgery, 133 (2020): 291–301.

頸部腫瘤」。[19]

當時的甲狀腺切除術是高風險的手術，因為人類尚未理解甲狀腺腫的病因，也還不清楚甲狀腺的確切功能。除非甲狀腺已經腫脹到造成呼吸困難，不然一般不會執行手術。

扎赫拉維（Abu Al Qasim Khalaf Ibn Abbas Al Zahrawi），或稱阿布卡西斯（Albucasis, 1013年～1106年），被認為是首位執行甲狀腺切除術（移除甲狀腺）的醫師。[20]扎赫拉維以為「咽喉的象皮病」來描述甲狀腺腫。

公元1170年，帕勒莫的羅傑（Roger of Palermo），提出以海綿和海藻的灰燼作為治療甲狀腺腫的溫和方法。同時，羅傑也提到手術在危急情況下的必要性。

直至15世紀，世界各地的醫師提出許多治療方式，包括以動物的甲狀腺、海藻和局部藥膏等，來治療甲狀腺腫。有些療法效果不錯，但有些也常常導致病人死亡，像是手術。另外，若是不理解甲狀腺腺體的基本作用和碘平衡的運作方式，以營養攝取當作治療方式，很可能會導致病人的病情惡化。

藉由回顧歷史，我們能探討過去幾千年的醫療史，理解醫學為何是藝術和科學的產物。時至今日，我們還是需要花費數年的時間，兜兜轉轉才能發現新的治療方式。綜觀19世紀以前的醫療史，儘管醫學有眾多突破，醫學專家仍然不清楚甲狀腺和碘之間的關聯。

---

19 Dimitrios Papapostolou et al., "Paul of Aegina (ca 625–690 AD): Operating on All, From Lymph Nodes in the Head and Neck to Visceral Organs in the Abdomen," Cureus 12, no. 3 (2020): e7287, doi: 10.7759/cureus.7287.

20 Samir S. Amr and Abdelghani Tbakhi, "Abu Al Qasim Al Zahrawi (Albucasis): Pioneer of Modern Surgery," Annals of Saudi Medicine 27, no. 3 (2007): 220–221, doi: 10.5144/0256-4947.2007.220.

# 確立碘與甲狀腺的關聯

　　1800年代和1900年代初期，人類逐漸理解甲狀腺功能與碘的關聯。瑞士醫師吉恩－弗蘭科伊斯・康代特（Jean-François Coindet, 1774年～ 1834年），根據當時他人發表的論文提出見解。論文提及碘存於海綿和海藻之中，康代特因此提出一個理論——碘可能可以改善甲狀腺腫的症狀。

　　當時還沒有人知道甲狀腺腫的病因，只有康代特認為碘與甲狀腺有關係。1820年，康代特寫了三本回憶錄，詳細描述他對於碘的新發現。（18世紀人們所謂的支氣管囊腫，即是今天的甲狀腺腫）這些文章的標題是「碘如何有效改善支氣管囊腫和淋巴結核」。

　　在古代，「淋巴結核」是指肺部外的結核病感染。康代特寫道：「支氣管囊腫（bronchocele）或甲狀腺腫（goitre），通常是甲狀腺占據其中心或葉而形成的慢性腫瘤，有時甚至是整個器官。」康代特接著說：「我們還不確定甲狀腺的用途……我聽過一個案例，在使用碘之後，患者在幾乎窒息的情況下，先是獲得緩解，然後被治癒。」[21]

　　康代特承認他不知道甲狀腺腫的病因，但他也指出先人對於甲狀腺腫的「錯誤假設」和「臆測」，並在回憶錄中提出自己的理論。康代特說：「在我看來，日內瓦的甲狀腺腫病例有兩種不同的成因：第一種是使用硬水或城市下水道抽出來的地下水，此種方式會快速引發甲狀腺腫，但一旦改變飲食習慣就能恢復健康。」

---

21　.J. F. Coindent, Observations on the Remarkable Effects of Iodine in Bronchocele and Scrophula (London: Paternoster-Row, 1821).

康代特接著說道：「第二種則是身體機制、身體的局部反應和生理反應。身體機制包括難產、嘔吐、咳嗽、哭喊、憤怒。壓力過大的女性容易有甲狀腺腫的症狀；另外，甲狀腺腫也特別容易發生在社會的低社經階級。」

康代特繼續解釋他的看法：「許多內分泌失調的女性病例，也會有甲狀腺腫的症狀，會伴隨像是懊惱、焦慮、道德感等情緒。透過以上兩種原因（水源、內分泌失調），我們能理解為何甲狀腺腫好發於成年女性。」

康代特解釋由於天然海綿的碘含量太少，他無法確定要使用多少海綿。因此，他調配出各種不同濃度的碘溶液，混合在水、酒和糖漿內，以此當作治療甲狀腺腫的藥物。起初，康代特只給患者開立一日服用三次、內含 6 ～ 10 滴碘的混合液，後來他逐漸將劑量增加為一日服用三次、內含 20 滴的溶液，有時他會根據患者情況斟酌增減劑量。

康代特在醫學論文中指出，患者在服用碘溶液後，甲狀腺腫有縮小的情形。後來，康代特的朋友──強森醫師（J. R. Johnson）將他的論文翻譯成英文，康代特的治療方式因此越來越受歡迎。然而，康代特的治療方式不是每次都成功。

康代特原本堅信碘能有效又安全地治療甲狀腺腫，後來他開始了解到使用碘的療程也具有危險性。康代特在回憶錄寫道：「我為150 個患者開立含有碘或其他不同藥物的處方箋，沒有人會完全遵照我的指示服用藥物。這些患者的行為，很可能會讓他們自己面臨危及生命的風險。」

後來，康代特告訴其他醫師：「若我們以不正確的方式使用碘，勢必會造成麻煩的後果。」因此，康代特提倡政府不該讓藥局販售碘溶液，應該只核准醫師開立處方箋。然而，儘管康代特呼籲治療甲狀腺腫應當謹慎使用碘溶液，許多城鎮的藥局櫃台仍然持續販售。因為碘溶液唾手可得，許多民眾開始使用高劑量的碘，進而導致嚴重的副作用，如心悸、體重下降、顫抖等。這是碘過量和甲狀腺問題所造成的負面健康影響。

當時，醫界還不知道攝取過量的碘會造成甲狀腺功能亢進，進一步引發嚴重的生理反應。不幸地，當時大量的不良反應病例，讓醫界將碘視為有毒的物質。在第三篇回憶錄中，康代特提出「使用藥膏狀的碘」，希望能減少飲用碘溶液的相關副作用。

然而，藥膏狀的碘效果不彰，並沒有受到廣泛使用。康代特也以碘來治療許多其他類型的疾病，包括「水腫」、「梅毒」、「乳房囊腫」、「子宮病變」等。康代特因此失去人們對他的信賴，醫師大多將碘視為有害人體的物質，因此停止使用碘。在治療碘缺乏症的歷史上，這是一次重大的打擊。

化學家布辛諾（Jean-Baptiste Boussingault, 1801年～1887年）認為水中的有害物質會造成甲狀腺腫和呆小症。布辛諾在化學、氣候學、地質學、醫學和其他幾個領域受過訓練及有相關經驗。布辛諾在旅途中從採礦等工作體驗到不同的專業，並藉此累積了許多實作經驗。布辛諾年輕時，曾在阿爾薩斯地區見過甲狀腺腫的病例，後來他在遊歷南美洲的委內瑞拉和哥倫比亞時也見到了甲狀腺腫的患者。同時，布辛諾注意到南美洲的某些地區，如考卡山谷省的卡塔戈（Cartago in the Cauca Valley），當地沒有居民罹患甲狀腺腫；然而，像是馬基里塔和波哥大等其他地區，不只當地婦女，就連狗也都罹患了地方性甲狀腺腫。

1833年，布辛諾在發表的論文中寫道，哥倫比亞安提奧基亞的卡塔戈沒有甲狀腺腫的病例，因為當地居民每天都會從碘化鹽中攝取「一定劑量的碘」。布辛諾接著說，如果政府允許所有人都能攝取碘化鹽，就能讓甲狀腺腫消失。

布辛諾主張「在食品中加入碘化鹽」，提到其「顯著的治療效果」，並同時提出警告，希望大家不要單獨使用碘，以避免嚴重的後果。然而，布辛諾尚未發現碘缺乏症與甲狀腺腫和呆小症的關聯，當時他以為甲狀腺腫是因為飲用水中的氣體含量不足所致。

1852 年，法國化學家加斯帕・阿道夫・夏汀（Gaspard Adolphe Chatin, 1813 年～ 1901 年）發表了一個理論。他認為，特定淡水植物和燒過的海綿中發現的碘，可以用來治療碘缺乏症所導致的甲狀腺腫。除此之外，他還提出以碘作為治療結核病所引發的淋巴結核病和其他由組織炎症引起的相關病症。

1883 年，倫敦聖湯瑪斯醫院的醫師菲利克斯・塞蒙爵士（Sir Felix Semon）斷言，甲狀腺功能異常或完全喪失功能，會引發嚴重的甲狀腺機能低下症、呆小症和黏液性水腫。[22]

1891 年，為了治療甲狀腺功能低下的症狀，穆雷（George Redmayne Murray）決定以羊的甲狀腺萃取物進行皮下注射（皮膚下）的實驗。在穆雷進行此實驗之前，已經知道前輩或科學家如貝滕科特和塞拉諾，早就在里斯本成功地完成移植羊甲狀腺的實驗。穆雷寫道：「我們能合理推測，只要把羊的甲狀腺液或萃取物注射進患者的皮下組織，就有可能獲得同樣的改善效果。」[23]

---

22 Stefan Slater, "The Discovery of Thyroid Replacement Therapy; Part 3: A Complete Transformation," Journal of the Royal Society of Medicine 104, no. 3 (2011): 100–106, doi: 10.1258/jrsm.2010.10k052.

23 Slater, "The Discovery of Thyroid Replacement Therapy."

根據穆雷的詳細描述，先萃取羊甲狀腺的過程中，將甲狀腺汁液注射到病人背部到肩膀之間的鬆散皮膚。儘管穆雷的實驗結果好壞參半，他的實驗結果仍然被刊登到知名的《英國醫學期刊》上，也因此打開了知名度。然而，此實驗中有兩位病人後來在注射後死亡，因此醫學科學家對於此治療仍然採保留態度。

　　1895年，尤金・鮑曼（Eugen Baumann）在動物和人類的甲狀腺組織中發現碘。這是人類首次發現碘與甲狀腺功能的關聯——甲狀腺功能低下是因為人體碘含量不足所導致。1914年，愛德華・C・肯達爾（Edward C. Kendall）達成一項科學突破——從甲狀腺組織分離出純淨的甲狀腺素晶體，證明碘與甲狀腺的關聯性。

　　1920年代開始，為了對抗碘缺乏症，許多國家在常見的鹽類中加入碘。美國和瑞士是最早開始實施食鹽碘化的國家，這兩國某些特定地區的地方性甲狀腺腫盛行率高達70%，後來，歐洲其他國家才逐漸開始實施此措施。實際上，甲狀腺腫在美國某些地區相當常見。1918年，美國加入第一次世界大戰之前，密西根州的徵兵委員會曾經因為甲狀腺腫和其他嚴重的甲狀腺病症，拒絕了超過30%的新兵。

　　1917年，俄亥俄州的醫師大衛・馬林（David Marine）及其研究團隊開啟一項關於碘補充劑的研究。馬林找到一群正值青少年時期的女孩，給他們每人每天9毫克（mg）的碘，希望能了解碘對於甲狀腺腫的影響。實驗結果顯示，相較於沒有食用碘的女孩，有食用碘的女孩確實改善了甲狀腺腫的症狀，腫大的甲狀腺經治療後明顯地縮小了。

　　1922年，密西根州的醫師大衛・考維（David Cowie）在密西根州醫學協會舉辦的甲狀腺研討會，提議美國應該開始執行食鹽碘化計劃，以改善國民單純性的甲狀腺腫問題。考維接著和該協會一同組成「碘化鹽委員會」，最終促使美國常規的食鹽碘化。

遺憾的是，食鹽碘化的普及化相當困難。人們對於接受常規碘補充劑的接受度不高，除了不清楚安全與否，大部分的人對於碘需求的公共衛生訊息有疑慮。

除了說服鹽廠接受碘化鹽的提案，眾人還必須與密西根州的重量級醫界人物開會商討，強調碘化鹽對於預防甲狀腺疾病的益處。1924年5月，在眾人數年的努力下，各家鹽廠終於同意食鹽碘化。幾個月後，莫頓鹽廠（Morton Salt company）位於芝加哥的總部開始在鹽裡添加碘，分配到美國各州使用。[24]

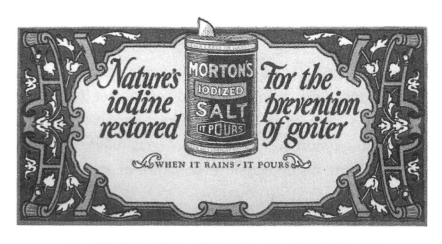

1925年，莫頓鹽廠的廣告。照片來源：密西根大學醫療史中心。

24  Howard Markel, "A Grain of Salt," TheMilbankQuarterly92, no. 3 (2014): 407–12, doi: 10.1111/1468-0009.12064.

1924年，密西根州市面上的碘化鹽，碘的劑量為每公斤（kg）鹽含有碘100毫克（mg），每人的每日平均碘攝入量會是500微克（μg）。經過一百年進展，餐桌鹽罐裡的碘含量已經有了改變。

食鹽碘化計畫已經執行了幾年之後，C. L.哈特梭克（C. L. Hartsock）醫師和同事們在1926年發現甲狀腺功能亢進（甲狀腺過度活躍）的病例有成長的趨勢。在《預防甲狀腺腫的碘化鹽及其是否適合普遍使用》的論文中，哈特梭克和同事們認為甲狀腺功能亢進是食用碘化鹽所引起。[25]

哈特梭克在論文中寫道：「多項累積證據證實，我們認為從隱藏形式的碘化鹽中，持續攝取少量的碘是主要的刺激因素。出於這個原因，我們認為有必要告知醫師，並請醫師提醒民眾關於地方性甲狀腺腫攝取碘（特別是碘化鹽的攝取形式）的誤解。衛生單位的官員和各家鹽廠沒有特別清楚說明碘化鹽的食用方式，仍然持續力推碘化鹽的使用。」[26]

此言論引發公共衛生部門的官員、醫師和公眾對於食鹽碘化的關注，大家開始懷疑碘對於預防碘缺乏症和治療甲狀腺腫的功效。數年後，世界各地仍然有許多地區沒有實行食鹽碘化的制度。在鹽裡添加碘，除了成本高昂以外，某些地區還因為沒有確立每日建議標準攝取量，出現一些過量攝取碘而引發甲狀腺功能亢進（Jöd-Basedow syndrome，也稱為碘性巴塞多氏現象）的病例。

---

25 C. L. Hartsock, "Iodized Salt in the Prevention of Goiter: Is It a Safe Measure for General Use?" Journal of the American Medical Association 86, no. 18 (1926): 1334–1338, doi: 10.1001/Jama.1926.02670440008005

26 Hartsock, "Iodized Salt."

另外，人們至今仍持續討論碘補充劑的適切性和每日建議攝取量。1935年，密西根州的甲狀腺腫罹患率下降了74％至90％，證實碘的治療功效顯著，對於持續攝取碘化鹽六個月以上的兒童效果特別好。一旦公眾開始購買和使用碘化鹽，全國的其他地區的甲狀腺腫罹患率也會跟著下降。

　　1948年，美國地方性甲狀腺腫委員會所提出的全國食鹽碘化提案遭拒。然而，自1950年代以來，據估計僅有約70～76％的美國家庭使用碘化鹽。

　　目前市面上一磅重的碘化鹽中，每四分之一茶匙就含有68微克（μg）的碘，大約能提供人體每日所需的碘攝取量的45％。碘缺乏症（IDD）仍然存在於世界各個角落，包括美國的一些地區。一般食物攝取無法準確計算到碘的每日攝取量，所以我們還無法完全解決孕婦和兒童的碘缺乏問題。我們將在後續的章節討論到如何識別、治療碘缺乏症。

# 第3章
## 碘缺乏症

## 重點

〰️ 碘需求會隨著生命週期而改變。

〰️ 依據世界衛生組織（WHO）標準，人體的碘含量低於每公升 100 微克（µg/L）就被認為是碘缺乏症。

〰️ 長期罹患碘缺乏症可能會導致甲狀腺功能失調，並且會導致併發症。

〰️ 特定的飲食習慣或偏食者，罹患碘缺乏症的機率更高。

　　如我們在前面章節所知悉，碘缺乏症曾經是世界各地的常見疾病，情況持續了數百年，直到 20 世紀初，人類才開始推出全面的食鹽碘化計劃。食鹽碘化能有效緩解地方性甲狀腺腫的發生率。1924 年左右，美國開始實施食鹽碘化，然而直到 1940 年代，碘化鹽才真正普及於美國各州的大多數家庭。過去碘的使用，是造成延遲的部分原因——許多人希望碘的使用是安全的。事實證明，美國各州大多家庭在開始攝取碘化鹽之後，不但改善了人口的碘失衡現象，也明顯降低了地方性甲狀腺腫的發病率。

　　人類使用碘化鹽已經有幾十年的歷史，這是否代表碘缺乏症不再是我們需要關注的問題？並非如此！在美國和世界各地，某些特定族群還是有罹患碘缺乏症的可能。

人體會在24至48小時內，以尿液的形式將攝取的大部分碘（90%）排出體外。[1]為了製造出適量的甲狀腺激素，人體的甲狀腺只會吸收一小部分的碘。因此，若無法以飲食的方式補充足量的碘，可能會逐漸導致碘缺乏症。

為了評估碘的攝取量，國家科學院食物與營養委員會（Institute of Medicine's Food and Nutrition Board）制定了三種飲食參考指南，包括建議每日攝取量（RDAs）、估計平均需求量（EARs）以及可容忍最高攝取量（ULs）。估計平均需求量能評估特定地區人口的碘缺乏的比例，而建議每日攝取量則是針對個體維持碘平衡，所建議每天需要攝取的碘。[2]

根據世界衛生組織的定義，對一般人口來說，只要測量尿液中的碘濃度低於每公升100微克（$\mu$g/L），就是患有碘缺乏症；對於懷孕的女性來說，則是尿液中的碘含量低於每公升150微克（$\mu$g/L）。

研究指出，為了體內穩定的碘濃度以確保甲狀腺正常運作，人體每天至少需要攝取最低量的碘。對於大部分的人來說，透過正常的飲食就能達標。然而，若持續性無法每天都攝取最低量的碘，甲狀腺就無法製造足量的甲狀腺激素。甲狀腺激素分泌失衡，人體的新陳代謝、能量、生長和發育等方面就會開始出現問題。

---

1   Elizabeth N. Pearce, Maria Andersson, and Michael B. Zimmermann, "Global Iodine Nutrition: Where Do We Stand In 2013?" Thyroid 23, no. 5 (2013): 523–528, doi: 10.1089/thy.2013.0128.

2   WenYen Juan et al., "Comparison of 2 Methods for Estimating the Prevalences of Inadequate and Excessive Iodine Intakes," The American Journal of Clinical Nutrition 104 (2016): 888S–897S, doi: 10.3945/ajcn.115.110346.

## 碘的建議每日攝取量（RDA）
## （美國國家醫學圖書館提供）[3]

| 人口群體和年齡 | 醫學研究院建議的每日攝取量 |
|---|---|
| 6個月內的新生兒（可接受的攝取量） | 每日110微克 |
| 1歲以下的嬰兒（可接受的攝取量） | 每日130微克 |
| 1～8歲的兒童 | 每日90微克 |
| 9～13歲的兒童 | 每日120微克 |
| 14～18歲的青少年 | 每日150微克 |
| 19歲以上的成年人 | 每日150微克 |
| 孕婦 | 每日220微克 |
| 哺乳期的婦女 | 每日290微克 |

## 世界衛生組織建議的碘營養素的攝取量[4]

| 人口群體和年齡 | 世界衛生組織建議的營養攝取量 |
|---|---|
| 5歲前的幼兒 | 每日90微克 |
| 6～12歲兒童 | 每日120微克 |
| 13歲以上的青少年 | 每日150微克 |
| 19歲以上的成年人 | 每日150微克 |
| 孕婦 | 每日250微克 |
| 哺乳期的婦女 | 每日250微克 |

---

3　National Institutes of Health (NIH) Office of Dietary Supplements (ODS), last accessed November 30, 2022. "Iodine," https://ods.od.nih.gov/factsheets/Iodine-HealthProfessional.

4　World Health Organization, United Nations Children's Fund & International Council for the Control of Iodine Deficiency Disorders, Assessment of Iodine Deficiency Disorders and Monitoring Their Elimination, 3rd ed (Geneva, Switzerland: WHO, 2007).

碘缺乏症長期下來，會讓人體的甲狀腺功能失調，引發其他併發症，倘若嚴重一點就會造成甲狀腺毒症（thyrotoxicosis）——人體體內血液中帶有過量的甲狀腺素。甲狀腺毒症多好發於女性，若不加以治療，可能會引起嚴重的健康問題。

甲狀腺毒症的症狀包括：

- 月經相關（經期）變化
- 體重驟降
- 肌肉無力
- 情緒起伏（焦慮，易怒）
- 顫抖
- 心跳過快或不規則的心跳（心律不整）
- 造成生命威脅的甲狀腺風暴（高燒、心跳過快、腹瀉、失去意識），以上情形需要做緊急的醫療處置。

## 數據的亮點

根據一份由美國疾病控制和預防中心的國家健康和營養檢測評估（NHANES[5], National Health and Nutrition Examination Surveys）在 2005 至 2010 年的調查報告，估計出整體人口的碘濃度有下降的

---

5　「國家健康和營養檢測評估」的調查頻率為每年一次，目前科學界的研究將持續根據此調查，考察美國人口在不同時期的營養狀態。本書所引用的「全國健康與營養調查」研究，列出不同年份對於不同營養狀態的研究，其中也包括碘的相關研究數據。

情形，尤其是弱勢族群的碘缺乏尤其嚴重。[6]數據顯示，於美國的各脆弱群體的尿液中碘濃度一直在下降。

從地理的角度看，數據顯示加州人口的平均尿液碘含量為107 $\mu$g/L，是全國最低的地區。賓州的平均為125 $\mu$g/L、威斯康辛州為145 $\mu$g/L、紐約為150 $\mu$g/L、猶他州為190 $\mu$g/L。南達科他州和明尼蘇達州則都是205 $\mu$g/L，而北卡羅來納州的平均為217 $\mu$g/L。[7]我們很難得知是什麼原因造成各州的碘含量差異，但能確定的是，個體飲食差異肯定占了很大的主因。本書會在後續章節，更詳細地討論飲食習慣所帶來的影響。

另外，該研究也發現不同種族／民族群體之間的差異。NHANES的研究團隊發現，非西裔美國黑人的平均尿液碘含量為131 $\mu$g/L，此數值較其他種族／民族群體來得低。像是非西裔白種人的平均碘含量為147 $\mu$g/L，西裔美國人的平均則是148 $\mu$g/L。[8]形成以上差異的潛在因素，可能是不同種族／民族群體的飲食習慣所造成的影響。本書將在稍後章節加以討論。

這些數據究竟有什麼真實意義呢？簡單來說，我們能從數據看出美國國民仍有碘缺乏的問題。儘管美國人口碘缺乏症的情況已經獲得好轉，地方性甲狀腺腫的病例也減少許多，然而近期的營養數據顯示懷孕的女性、嬰兒以及遵循特定飲食（例如純素）的族群仍然較容易患上碘缺乏症。接下來，讓我們來看看碘缺乏症如何影響人體健康。

---

6　Kathleen L. Caldwell et al., "Iodine Status in Pregnant Women in the National Children's Study and in U.S. Women," Thyroid 23, no. 8 (2013): 927–37, doi: 10.1089/ thy.2013.0012.

7　Kathleen L. Caldwell et al., "Iodine Status."

8　Kathleen L. Caldwell et al., "Iodine Status."

## 碘缺乏對健康的影響

| 年齡階層 | 病症 |
|---|---|
| 孕婦 | 甲狀腺功能低下、流產、貧血、死胎、子癇前症、早產、容易受核輻射暴露的影響 |
| 胎兒 | 先天性甲狀腺功能低下、智力和身體發育障礙、聾啞、周產期死亡風險、容易受核輻射暴露的影響 |
| 新生兒 | 甲狀腺功能低下、智力和身體發育障礙、嬰兒死亡風險增加 |
| 兒童和青少年 | 甲狀腺腫、身體和腦部發育障礙、學習障礙、學業成就差、智力發育受損、容易受核輻射暴露的影響 |
| 成人 | 甲狀腺腫、甲狀腺功能低下、智力發育障礙、因輻射暴露導致的甲狀腺癌風險增加、女性不孕、男性和女性荷爾蒙異常、冠狀動脈疾病、血脂異常（高血脂）、容易受核輻射暴露的影響 |

# 冠狀動脈疾病

在美國，冠狀動脈疾病（CAD）是常見的心臟疾病，只要供血給心臟的主要動脈受到阻塞或損害，就有可能發生。阻塞或損害的主因，通常是動脈發炎或是膽固醇堆積，導致動脈變得狹窄。根據 2017 年一項 NHANES 在 2007 ～ 2012 年所做的營養調查研究報告，尿液的碘含量越低，得到冠狀動脈疾病的風險就越高。[9]但目前仍然無法確定兩者的關聯，我們不確定碘含量較低是否直接導致冠狀動脈疾病，也不確定碘含量低是否增加了罹患冠狀動脈疾病的風險，科學家還尚未提出相關證據。然而，碘含量低與冠狀動脈疾

---

9  H. V. Tran, N. Erskine et al., "Is Low Iodine a Risk Factor for Cardiovascular Disease in Americans Without Thyroid Dysfunction? Findings from NHANES," Nutrition, Metabolism and Cardiovascular Diseases 27, no. 7 (2017): 651–656.

病的關聯，確實值得在未來做進一步的觀察和研究。

另外，研究也顯示女性的肥胖問題特別容易影響新陳代謝，進而造成體內礦物質失衡。我們必須知道，代謝疾病可能引發其他慢性（長期）疾病，如糖尿病、心臟病、非酒精性脂肪肝和癌症。[10]根據世界衛生組織（WHO）和疾病控制與預防中心（CDC）的資料，身體質量指數（BMI）只要超過 25 $kg/m^2$ 就是過重，而超過 30 $kg/m^2$ 則是肥胖。世界衛生組織（WHO）的資料指出，在 2016 年，全球約有 20 億成年人超重，其中有 6.5 億被認為是肥胖人口。

肥胖會影響人體對礦物質的吸收，人體可能會吸收太少的鎂、硒、碘和鋅離子，卻吸收太多銅。研究顯示肥胖可能導致碘缺乏和碘吸收不良的情形。[11]不過，目前證據不足，還需要進行更多的研究，才能更理解肥胖和人體吸收碘及導致碘缺乏的關聯。

# 血脂異常

血脂異常是指血液中有某些脂質（脂肪）的含量不正常。血脂異常通常代表人體總膽固醇、三酸甘油酯或低密度脂蛋白（LDL）含量過高，也可能代表你的高密度脂蛋白（IIDL）濃度過低或不平

---

10　W. Banach et al., "The Association Between Excess Body Mass and Disturbances in Somatic Mineral Levels," International Journal Molecular Sciences 21, no. 19 (2013): 7306, doi: 10.3390/ijms21197306.

11　H. V. Tran et al., "Is Low Iodine a Risk Factor for Cardiovascular Disease in Americans without Thyroid Dysfunction? Findings from NHANES," Nutrition Metabolism and Cardiovascular Diseases 7 (2017): 651–656, doi: 10.1016/j.numecd.2017.06.001; Albert Lecube, "Iodine Deficiency Is Higher in Morbid Obesity in Comparison with Late After Bariatric Surgery and Non-Obese Women," Obesity Surgery 25, no. 1 (2015): 85–9, doi: 10.1007/s11695-014-1313-z.

衡。低密度脂蛋白有「壞」膽固醇之稱，因為它能在動脈中積聚，導致動脈狹窄或堵塞，進而引發冠狀動脈疾病。

另一方面，高密度脂蛋白因為能從血液中移除低密度脂蛋白，被稱為「好」膽固醇。三酸甘油脂是卡路里轉化而成的脂肪，身體若不需用到此能量，就會把三酸甘油脂儲存到體內的脂肪細胞裡面。若人體攝取的卡路里超過消耗的量，三酸甘油脂濃度將會增加，可能會增加如心臟病發或中風等心臟疾病的風險。造成血脂異常的原因眾多，其中包括家族病史和生活習慣等因素。

根據2016年NHANES的研究以2007～2012年的一項營養調查報告，他們針對兩組20歲以上的成年人為比較對象，數據顯示這群人的碘濃度不是偏低就是正常。[12]這項研究也發現，相較於碘濃度偏高的個體，碘濃度偏低的人膽固醇濃度通常不太正常；尤其是60歲以上的女性最為明顯，她們的總膽固醇、低密度脂蛋白和其他脂質濃度都比較高。至於尿液中碘濃度處於群體前10%的人，膽固醇則在正常的範圍內。

其他研究還發現，與低碘濃度相比，碘濃度超過100μg/L有助於維持膽固醇濃度。回溯自1995年，當時的研究發現連續六個月都使用碘補充劑能改善脂質濃度。然而，我們還需要進一步的研究，才能了解碘濃度和脂質異常的關聯。[13]若人體膽固醇偏高，不

---

12 K. Lee, D. Shin. and W. Song, "Low Urinary Iodine Concentrations Associated with Dyslipidemia in US Adults," Nutrients 8, no. 3 (2016): 171.

13 Dandan Wang et al., "Associations Between Water Iodine Concentration and the Prevalence of Dyslipidemia in Chinese Adults: A Cross-Sectional Study," Ecotoxicology Environmental Safety 208 (2021): 11682, doi: 10.1016/j.ecoenv.2020.111682; G. Rönnefarth et al., "Euthyroid Goiter in Puberty—A Harmless Illness?" Klinische Padiatre 208, no. 2 (1996): 77–82, doi: 10.1055/s-2008-1043999; Kyung Won Lee, Dayeon Shin, and Won O. Song, "Low Urinary Iodine Concentrations Associated with Dyslipidemia in US Adults," Nutrients 8, no. 3 (2016): 171, doi: 10.3390/nu8030171.

應該沒有諮詢過醫師，就自行使用碘補充劑。目前科學家還不確定碘缺乏症與脂質濃度的確切關聯以及其他導致脂質失衡的原因。

然而有科學理論指出，甲狀腺功能不佳所導致的高濃度膽固醇可能和低碘濃度有關。甲狀腺荷爾蒙負責調節身體新陳代謝，所以甲狀腺功能不佳可能會導致甲狀腺功能低下、體重增加、膽固醇濃度異常，以及脂肪分解減少。甲狀腺功能低下還會增加罹患心臟病和膽固醇過高的風險。

甲狀腺刺激素（TSH）升高也與碘缺乏症有關。為了調節甲狀腺荷爾蒙，人體會從血液中吸收更多的碘。研究指出，甲狀腺刺激素（TSH）升高可能會造成脂質濃度異常。

碘含量偏低可能會影響身體新陳代謝，並觸發甲狀腺刺激素（TSH）濃度改變，這可能導致一連串的相關健康問題，包括增加壞膽固醇。藉由上述的原因，我們能了解碘含量偏低與碘平衡的關聯。

接下來，我們還有很多要學習的知識，包括碘對於人體健康和疾病的保護作用。

# 甲狀腺腫

雖然甲狀腺腫的病因和類型各不相同，但缺碘是甲狀腺腫大最常見的原因。如前所述，特定地區的食物或水源中碘含量不足會導致內源性甲狀腺腫大。[14]如今，儘管嚴重內源性甲狀腺腫大的發病

---

14 Gregory A. Brent and Anthony P. Weetman, "Chapter 13–Hypothyroidism and Thyroiditis," Williams Textbook of Endocrinology, 13th ed. (2016): 416–18, doi: 10.1016/ B978-0-323-29738-7.00013-7.

率已經獲得改善，但世界各地的某些地區仍然有土壤和水中碘含量不足的問題。

甲狀腺腫大可能會影響整個甲狀腺的生長，也可能會造成細胞異常生長，讓甲狀腺中出現結節或腫塊。相較於男性，內源性甲狀腺腫大較好發於女性，青少女和孕婦尤其容易有內源性甲狀腺腫大的問題。請記住，人體在特定階段會增加碘需求量，如懷孕期間。

無論甲狀腺激素的分泌是否有變化，患有內源性甲狀腺腫的兒童，通常都有甲狀腺腫大的情形。反觀成人的症狀，則是甲狀腺結節。甲狀腺腫大的病因包括碘缺乏、接觸誘發甲狀腺腫的物質（在P.54中會有詳細解釋）、自體免疫系統的甲狀腺疾病、甲狀腺結節、感染、炎症、囊腫和癌症。

甲狀腺腫可能會影響甲狀腺激素的分泌（上升或下降），病情若是輕微，甲狀腺功能也可能一切正常。甲狀腺腫的治療方式與類型、大小和其他因素（如任何健康併發症）等有關。

一般來說，若沒有甲狀腺功能低下的問題，輕微的甲狀腺腫只會造成頸部底部的外部腫脹，並不會有其他症狀。事實上，我們通常只會在診斷其他健康問題的時候，才會發現甲狀腺的小腫塊。

若是輕度或中度的碘缺乏症，人體的甲狀腺會分泌充足的甲狀腺激素，讓甲狀腺變大以加強吸收碘的能力。然而，嚴重的碘缺乏症卻可能讓甲狀腺過於腫大而阻塞氣管，進一步引發呼吸及說話困難。甲狀腺結節會造成出血、疼痛和腫脹等情形。長期下來，也可能造成喉神經（聲帶）受損。

其他的影響因素包括吞嚥困難、咳嗽和聲音沙啞。另外，暴露在天然的抗甲狀腺物質中，也可能會造成甲狀腺腫。抗甲狀腺物質是一種天然或化學化合物，會影響甲狀腺的功能，也會導致甲狀腺腫脹。一般情況下，暴露於低濃度的抗甲狀腺物質不會造成太大的影響。然而，人體碘濃度若是太低，或是長時間暴露在抗甲狀腺物質中，人體就會對抗甲狀腺物質特別敏感。

甲狀腺腫素（goitrogens）可能會降低人體甲狀腺對於碘的攝取量，並減少分泌甲狀腺刺激激素（TSH）和四碘甲狀腺素（T4），進而導致甲狀腺腺體增大。

食物中主要有三種抗甲狀腺物質，包括：

🌰 黃酮（flavonoids）

🌰 硫氰酸鹽（thiocyanates）

🌰 甲狀腺腫物質（goitrins）

我們可以在許多水果、蔬菜和植物中找到天然的黃酮化合物。研究顯示，黃酮有益於身體健康，具有像是抗炎和抗氧化效果。富含黃酮的食物有：莓果、葡萄柚、檸檬、綠茶、生菜、羽衣甘藍、葡萄、紅椒、芹菜和紅酒。

儘管黃酮化合物對健康有益，過量攝取反而會干擾甲狀腺功能，碘缺乏症或甲狀腺疾病的患者尤其需要注意。

硫氰酸鹽會阻礙碘進入甲狀腺濾泡細胞，這會降低甲狀腺所製造的甲狀腺素含量，進而造成碘濃度變化頻繁的患者甲狀腺失衡。植物性硫氰酸鹽的來源，包括山藥、甘薯、木薯和玉米。在非洲的某些地區，由於頻繁攝取木薯，加上硒缺乏和不規律的碘補充，導致其地方性甲狀腺腫和其他相關甲狀腺疾病的病例增加。

許多植物具有抗甲狀腺腫物質的特性，因此也會影響到甲狀腺功能。雖然這些植物對健康有益，然而甲狀腺疾病或有嚴重碘缺乏症的患者若大量食用，則可能導致甲狀腺的相關問題。

例如甘藍、抱子甘藍、芥菜和高麗菜，都是含有抗甲狀腺腫物質的食物。這些蔬菜經過烹煮後，可能會降低其抗甲狀腺腫的效果。若你已經有甲狀腺疾病或碘缺乏的症狀，請徵詢醫師對於會影響甲狀腺腫的食物的建議。

### 抗甲狀腺腫的食物與物質[15]

| 類別 | 範例 |
|------|------|
| 食物 | 花椰菜、高麗菜、白色花椰菜、甘藍、蘿蔔、大豆、小米、皇帝豆、木薯、番薯、寬葉羽衣甘藍、莓果、茶……等 |
| 化學物質 | 多鹵代化合物（Polyhalogenated compounds）、聚溴聯苯（PBB）和多氯聯苯（PCB）（添加到塑料製品中，如電視、電腦顯示器、家具、地毯、塑料泡沫等）、農藥（克氯苯、雙對氯苯基三氯乙烷、γ-六氯環己烷、戴奧辛）……等 |
| 缺乏營養 | 若缺乏鐵、硒以及維生素A，就會影響到甲狀腺功能。 |

若你發現頸部下方有腫塊或是甲狀腺腫的症狀，請就醫尋求醫療診斷，醫療團隊會協助檢查你的甲狀腺及其功能。醫師可能會要求進行血液檢測和其他的相關檢查，如超聲波、電腦斷層掃描（CT）、活體組織切片或尿液碘檢測。醫師也會評估你的飲食習慣和其他可能干擾甲狀腺功能的營養相關因素。

醫師將會根據病情、病因和醫療資源，決定要以什麼方式治療甲狀腺腫。若甲狀腺的腫脹已經阻礙到患者的呼吸，醫師可能會安排手術。

---

15  W. Banach et al., "The Association Between Excess Body Mass and Disturbances in Somatic Mineral Levels."

若只是碘缺乏症所引起的輕微甲狀腺腫，只要增加碘濃度就能恢復甲狀腺功能。醫師會根據每個人的身體健康需求，詳細介紹所有的治療選項。

我們將在後續章節，討論具可行性的碘治療方式以及碘的優質飲食來源。

## 甲狀腺功能低下

甲狀腺功能低下是指甲狀腺在活躍度下降的情況下，無法分泌足夠的甲狀腺激素。如前所述，甲狀腺激素負責調節許多重要的身體功能，像是消化、溫度調節、心跳速度、能量消耗等。

甲狀腺功能低下有各種成因，然而綜觀全球，碘缺乏症仍然是公認造成成年人甲狀腺功能低下的最常見原因。[16] 舉凡環境因素如土壤、水和營養，都是重要的影響因子。相較於男性，甲狀腺功能低下更好發於女性。若你有碘缺乏症或甲狀腺疾病的病史，像是甲狀腺功能低下或甲狀腺功能亢進症，人體將會更容易出現與碘相關的甲狀腺症狀。

甲狀腺功能低下的其他病因包括：

- 放射治療
- 放射碘治療
- 甲狀腺手術
- 橋本氏甲狀腺炎

---

16 Amir Babiker et al., "The Role of Micronutrients in Thyroid Dysfunction," Sudanese Journal of Paediatrics 20, no. 1 (2020): 13–19, doi: 10.24911/SJP.106-1587138942.

- 特定藥物
- 腦下垂體的問題
- 懷孕（部分女性會在懷孕後罹患甲狀腺功能低下，此情形稱作產後甲狀腺炎）

橋本氏甲狀腺炎（Hashimoto's thyroiditis），也稱作慢性淋巴球性甲狀腺炎（chronic autoimmune lympho- cytic thyroiditis），是導致美國民眾罹患甲狀腺功能低下的最常見原因。橋本氏甲狀腺炎是自體免疫疾病，會讓人體自身的白血球和抗體攻擊甲狀腺細胞，造成甲狀腺功能受損。

科學家還不明白橋本氏甲狀腺炎的確切成因，但他們相信家族遺傳是其中的一個原因。例如，若有自體免疫疾病的家族史（如葛瑞夫茲氏病、第一型糖尿病、愛迪生氏症、紅斑性狼瘡、風濕性關節炎），患者就有較高的機率罹患橋本氏甲狀腺炎。

特定類型癌症的放射治療也有可能誘發甲狀腺功能低下，如甲狀腺功能亢進症（甲狀腺活躍）的放射碘治療、切除甲狀腺的手術；特定藥物也會是誘發因子，如胺碘酮（amiodarone）、鋰齊寧（lithium）、司他夫定（stavudine）等。醫師能提供你更多關於甲狀腺功能低下的相關病因資訊。

甲狀腺功能低下的症狀包括：

- 疲勞過度
- 便祕
- 頭痛
- 高膽固醇

- 指甲易碎
- 抑鬱症
- 心率過緩
- 甲狀腺腫

- 學習與記憶問題
- 脫髮
- 女性的生育問題、月經不規則、受孕困難
- 臉部浮腫
- 兒童發育遲緩
- 皮膚乾燥
- 肌肉無力
- 關節僵硬
- 體重增加
- 手腳冰冷

　　甲狀腺失調有很多成因，所以患者可能需要先接受多個檢測項目，才能診斷出甲狀腺功能低下的原因。

　　若你有甲狀腺功能低下的症狀，如頸部腫脹、心率過緩或其他症狀，醫師會為你安排專門的血液檢測項目，確認你的甲狀腺功能正常與否。

　　其中一個檢測項目是甲狀腺刺激素（TSH）測試。此項測試能確認患者的腦下垂體分泌了多少甲狀腺刺激素（TSH）。在沒有進行甲狀腺治療的情況下，一般人的甲狀腺刺激素（TSH）正常值是每公升0.4～4.0毫國際單位。若甲狀腺刺激素（TSH）濃度偏高，就代表患者有甲狀腺功能低下的問題——為了刺激甲狀腺製造更多的甲狀腺激素，腦下垂體會分泌更多甲狀腺刺激素（TSH）。還記得在第1章〈關於碘的真相〉（P.16）提過的負反饋（negative feedback loop）嗎？基本上，腦下垂體製造甲狀腺刺激素（TSH），是為了要讓甲狀腺製造甲狀腺激素。甲狀腺刺激素太多或太少，都會影響人體的甲狀腺功能。

　　甲狀腺刺激素（TSH）濃度偏低，就是甲狀腺功能亢進的病徵。因為甲狀腺分泌太多甲狀腺激素，人體的腦下垂體才會分泌較

少甲狀腺刺激素（TSH）。

其他檢查甲狀腺功能的方法包括四碘甲狀腺素（T4），正如我們之前在第1章所討論，四碘甲狀腺素（T4）是一種由甲狀腺所產生的甲狀腺激素。如果你的四碘甲狀腺素（T4）水平較低而甲狀腺刺激素（TSH）較高，那麼，就有可能是甲狀腺功能減退。如果你的四碘甲狀腺素（T4）水平正常，你的醫生可能會檢查你的三碘甲狀腺素（T3）水平。如果你的三碘甲狀腺素（T3）水平較低，那麼你就有可能是患有甲狀腺功能減退症。

請記住，甲狀腺功能低下的原因眾多，且每個人的情況不同，因此醫師可能會安排碘濃度的檢測項目，並進行其他適當的檢測項目，以診斷你的甲狀腺狀況的原因。

若檢測結果顯示你甲狀腺功能低下的原因可能與碘缺乏有關，醫師將會與你討論適合的治療方式，包括能改變甲狀腺功能的營養品和飲食。醫療團隊可能請你盡量避免或完全不攝取大豆製品，你若有嚴重的碘缺乏症，這些食品可能會影響甲狀腺功能。

若你已經有孕在身或有懷孕的計劃，為了讓你能正常地懷孕，也為了寶寶的健康，擁有平衡的碘濃度和正常運作的甲狀腺是很重要的。

懷孕期間，甲狀腺功能低下的風險包括：

- 流產
- 死胎
- 早產
- 先天缺陷

- 貧血
- 子癲前症
- 嬰兒體重過輕
- 胎兒大腦發育異常

你若有甲狀腺疾病或碘缺乏症的病史，請務必告訴醫師。他們可能會先檢查你的甲狀腺功能正常與否，並在你懷孕期間和分娩後監測你是否有任何甲狀腺疾病的症狀。

## 腦部受損與身體發育

碘是人體重要的微量營養素，不但是甲狀腺激素的關鍵成分，也是腦部和身體發育的關鍵，對於胎兒和嬰幼兒的發育尤其重要。碘缺乏症是導致腦部發育受損的最常見可預防原因。

有微量營養素，才能正常懷孕以及供應胎兒的發育。胎兒的甲狀腺在懷孕的第二個孕期（約20週），才會開始製造甲狀腺激素。母親的自由游離甲狀腺素（free T4 thyroid hormone），能幫助胎兒在出生前及出生後維持總甲狀腺激素的濃度。[17]這就是為什麼懷孕期間必須維持碘濃度平衡，此舉對於胎兒發育非常重要。

為了刺激甲狀腺製造四碘甲狀腺素（T4）和三碘甲狀腺素（T3），新生兒會在出生後的30至60分鐘內快速分泌甲狀腺刺激激素（TSH）。嬰兒所分泌的四碘甲狀腺素（T4）是成人的三倍之多，但在出生幾天後，四碘甲狀腺素（T4）和三碘甲狀腺素（T3）的濃度都會逐漸下降。接著在嬰兒和兒童時期，甲狀腺激素的濃度會持續下降。然而，剛出生的嬰兒儲存的碘非常少，因此他們大多必須依賴母乳或嬰兒配方奶粉，才能攝取足夠的碘，進而持續分泌四碘甲狀腺素（T4）。

---

17 Sheila A. Skeaff, "Iodine Deficiency in Pregnancy: The Effect on Neurodevelopment in the Child," Nutrients 3, no. 2 (2011): 265–73, doi: 10.3390/nu3020265.

為了供應懷孕及發育中的嬰兒所需的營養，孕婦的碘需求量會增加。懷孕期間若是有嚴重的碘缺乏症，可能會讓母親和未出生的嬰兒產生甲狀腺功能低下和甲狀腺功能減退的症狀，使母嬰的健康造成損害。科學家目前正在探討輕度至中度的碘缺乏症如何影響胎兒腦部和身體的發育。

　　女性的甲狀腺功能在分娩後，通常會有所變化。與懷孕前或懷孕期間相比，許多女性都會在分娩後經歷甲狀腺功能減退或甲狀腺功能亢進。在分娩後的一至四個月內，女性罹患自體免疫甲狀腺炎（甲狀腺腺體炎症）的機率約為5%。此情況好發於懷孕前就患有輕度甲狀腺炎的女性，通常病況會更加嚴重。

　　自體免疫甲狀腺炎通常會由甲狀腺亢進症，轉為甲狀腺功能減退，最終恢復正常的甲狀腺功能。除非存在現有的甲狀腺疾病使甲狀腺恢復複雜化，否則正常的甲狀腺功能通常會在分娩後的第一年年底恢復。而分娩前就患有甲狀腺疾病的婦女，則會需要更長的恢復期。

　　目前已知碘缺乏症會增加罹患甲狀腺疾病的風險，但我們不確定懷孕期間的碘缺乏症是否會在分娩後引起自體免疫甲狀腺炎。然而，我們也無法排除碘缺乏症作為甲狀腺疾病潛在病因的可能性。我們還需要進一步的研究，才能了解碘濃度對於女性孕期和分娩後的影響。根據研究顯示，許多女性在懷孕期間都有輕微的碘缺乏症。

　　依照世界衛生組織的研究，孩童的尿液中碘濃度若是在50～99 $\mu$g/L之間，就是患有輕微的碘缺乏症。由於食鹽碘化的普及，發展中的國家大多已經擺脫碘缺乏症的陰霾。但是由於大多數國家並未強制實施食鹽碘化，所以全球仍舊有數百萬人有罹患輕微或中度碘缺乏症的風險。根據統計，大約有3.5億的歐洲居民無法獲得碘化鹽，且面臨罹患輕微至中度碘缺乏症的風險。[18]

為了了解輕微或中度碘缺乏症對於懷孕和哺乳期的婦女、未出生的嬰兒和嬰幼兒的發育有什麼影響，我們需要盡快設計出適合的研究方法。2020年，泰國曼谷有一項針對輕微碘缺乏症孕婦的研究，該研究中受測的孕婦每天都會攝取補充品。研究結果顯示，補充碘不會影響兒童的發育，卻會對母親的甲狀腺激素濃度有輕微的負面影響。[19]

我們需要更多的資訊，才能了解碘補充劑對於治療輕微或中度碘缺乏症的安全性和有效性。根據來自世界各地婦女（包括美國）的營養調查報告，許多婦女都患有輕微或中度的碘缺乏症。人體在懷孕期間是否能夠忍受輕微的碘缺乏症，中度的碘缺乏症呢？對於孩童來說，是否會造成長期的發育受損？

目前為止，我們仍然沒有解答。有研究指出，母親患有中度碘缺乏症的話，孩子可能會出現腦部和身體的發育障礙。[20]然而，目前尚未有定論，我們不確定是否有其他可能導致負面影響的因子。

---

18　World Health Organization, "Urinary Iodine Concentrations for Determining Iodine Status in Populations.Vitamin and Mineral Nutrition Information System,"
2013,www.who.int/nutrition/vmnis/indicators/urinaryiodine; Elizabeth N. Peace et al., "Consequences of Iodine Deficiency and Excess in Pregnant Women: An Overview of Current Knowns and Unknowns," American Journal of Clinical Nutrition (2016): 918S–23S, doi: 10.3945/ajcn.115.110429.

19　Nicole J. E. Verhagen et al., "Iodine Supplementation in Mildly Iodine-Deficient Pregnant Women Does Not Improve Maternal Thyroid Function or Child Development: A Secondary Analysis of a Randomized Controlled Trial," Frontiers in Endocrinology (October 6, 2020): 11:572984, doi: 10.3389/fendo.2020.572984.

20　F. Delange, "Iodine Deficiency as a Cause of Brain Damage," Postgraduate Medical Journal 77 (2001): 217–220, doi: 10.1136/pmj.77.906.217.

如今公共衛生專家還需要達成諸多共識，包括碘補充劑的適當劑量，以及患有碘缺乏症的懷孕和哺乳婦女的最大攝取量。

科學家正在探索碘缺乏症的相關微量營養素，如硒和鐵以及碘的缺乏，會如何影響懷孕婦女和胎兒的發育。研究顯示，有輕微碘缺乏症病例的地區，居民體內的鐵含量較低、甲狀腺刺激激素的濃度較高、四碘甲狀腺素（T4）的濃度較低，三者之間有相互關聯。對於想要健康懷孕和讓胎兒正常發育的孕婦來說，鐵和硒是很重要的微量營養素。

為了預防與懷孕相關的碘缺乏症，國際婦產科學聯合會（FIGO）建議懷孕婦女攝取碘鹽。對於那些碘鹽供應有限的地區，國際婦產科學聯合會則是建議每天至少補充250微克的碘。[21]

懷孕期間碘濃度太低會造成母親和嬰兒的健康受損；同理，攝取過量的碘也會對身體造成危害，並且會影響甲狀腺的功能。過量的碘可能會早成懷孕婦女的甲狀腺激素失衡，並引發與甲狀腺相關的自體免疫疾病。

## 甲狀腺癌

甲狀腺癌，尤其是乳突型甲狀腺癌（PTC, papillary thyroid cancer）和濾泡型甲狀腺癌（FTC, follicular thyroid cancer），是全球最常見的內分泌癌症。[22]我們還不清楚各類型的甲狀腺癌的病

---

21 Alison D. Gernand et al., "Micronutrient Deficiencies in Pregnancy Worldwide: Health Effects and Prevention," Nature Review Endocrinology 12, no. 5 (2016): 274–89, doi: 10.1038/nrendo.2016.37.

22 Lulu L. Sakafu et al., "Thyroid Cancer and Iodine Deficiency Status: A 10-Year Review at a Single Cancer Center in Tanzania," doi: 10.1177/2473974X18777238.

因，但碘缺乏症目前被認為是特定甲狀腺癌的發病因子，尤其是濾泡型甲狀腺癌。

研究指出，長期重度碘缺乏症會造成甲狀腺刺激素（TSH）分泌過盛和甲狀腺功能失調，這會讓甲狀腺有異常的改變。想要維持甲狀腺激素的平衡，我們得攝取碘鹽和含有充足碘含量的飲食。

由於癌細胞的生長速度緩慢，所以甲狀腺癌在初期通常沒什麼症狀。大多數人都是在醫師注意到頸部有結節時，才知道自己罹患了甲狀腺癌。

甲狀腺癌的症狀可能包括：

- 頸部的結節
- 吞嚥有疼痛感
- 聲音沙啞
- 呼吸或吞嚥困難
- 發燒
- 體重減輕

## 乳癌

目前還沒有證據能指出碘缺乏症與乳癌的關聯。碘本來就存在於乳腺組織中，扮演促進乳腺組織發育的角色。另外，碘也具有抗氧化作用，能有效保護乳腺組織。我們需要進一步的研究，才能更了解碘對乳腺健康的影響。

# 特殊飲食的選項

民族文化足以影響全球飲食習慣，也會影響到人體中的營養素含量，如微量元素碘。研究指出，偏好純素飲食的人會增加罹患碘缺乏症的風險。[23]

這是因為以牛奶製成的傳統乳製品、海鮮、雞蛋和麵包的碘含量比其他食物（如蔬菜）來得高。不食用含有豐富碘含量的食物，並改以植物為基礎食物來源，可能會增加罹患碘缺乏症的風險，因為水果和蔬菜無法供應人體所需的碘含量。

如果你都維持相同的飲食習慣，就必須特別注意自己是否長期缺乏碘的攝取。只要在飲食中補充碘，就能避免甲狀腺疾病。

你若有維持特殊飲食的習慣，可以試著徵詢具文化能力（culturally competent）的營養師或營養學家，他們能協助你尋找適合的高碘食物來源。這些營養師幫你設計的菜單，不但能符合文化要求，還能尊重你的種族、文化或個人信仰考量，提出具有建設性的建議。

尤其是全素飲食習慣的孕婦，更需要找到適合的營養師。具有文化意識的營養師能根你的飲食需求，制定符合你需求且能營養均衡的菜單，其中也包括維持碘平衡。

---

23 Angela M. Leung et al., "Iodine Status and Thyroid Function of Boston-Area Vegetarians and Vegans," Journal of Clinical Endocrinology 96, no. 8 (2011): E1303–7, doi: 10.1210/jc.2011-0256.

# 了解健康差異

　　近期，你可能經常聽到有關健康差異的新聞，這是新冠肺炎的大流行所造成的問題。後疫情時代改變了人類的生活方式，我們開始注意社區的醫療保健系統。社區的醫療系統可靠嗎？醫療品質如何？影響醫療服務的原因為何？醫療服務是否會因為種族、民族、收入、性別，而有所不同？聽起來很難以置信，對吧？

　　若你從未思考過以上問題，那你可能沒有受過健康差異的影響。然而，健康差異確實存在，每天都有數以萬計的人受其影響。健康差異是指患者因為健康問題或受傷，而無法得到平等的醫療照護。特定群體可能會因為資源不足，或是社會經濟因素，而飽受其擾。

　　數據顯示，特定的非大宗種族、民族和社會經濟弱勢群體，會受到健康差異的影響。若是有預防性疾病、受傷和其他醫療問題，這些族群通常會陷入困境，且可能持續影響數代之久。例如，孕婦的健康差異可能會影響到嬰兒，兩人可能會陷入多年的困境。

　　在人口統計數據中，健康差異已經有幾百年的歷史。然而，沒有人詳細記錄過往健康差異所帶來的影響，特定群體的數據更是稀少。自從新冠疫情爆發，公共衛生組織、制定政策的政府機關和其他受影響的團體開始積極倡導大眾的包容性，希望能縮小健康差異。

　　以大眾健康為主題的研究報告指出，非大宗的多種族／族裔群體對於個人和社區的健康可能有多年的負面影響。

　　此研究沒有把所有群體列為疾病指標，因此數據與真實情況不符。不過，科學家藉此注意到種族、族裔和社會環境因素，會在疾病盛行時造成健康差異，像社區的種族和族裔組成，能讓我們更了解該社區的公共衛生需求。

## 健康差異的成因

研究顯示，健康差異的原因錯綜複雜，包括歧視、創傷、文化偏見以及其他社會環境問題，如住房、就業、污染、教育、收入和資源。在不平等的情況下，持續利用資源提高生活質量，也會增加健康差異。

## 如何縮小健康差異？

改變大眾健康的社會決定因素（SDOH, social determinants of health），能有效降低健康差異所帶來的風險。社會決定因素是人類生活、學習、工作和社交的社會環境條件，會影響到我們的生活品質和健康。公共衛生計劃能有效解決問題，除了改善社區居民的醫療服務品質、加強居民對於自身健康情形的理解（能否看懂健康報告）之外，還能增加經濟實惠的健康食品和生活方式。

綜觀全球，碘缺乏症是經濟弱勢的社區的難題，居住地、營養的易取得性等因素都會影響居民健康。若居民不易取得碘鹽，就可能會增加罹患碘缺乏症的風險。

# 疾病流行的差異：誰有碘缺乏的風險？

自從發現碘對於甲狀腺健康的重要性，全球的內源性甲狀腺腫和重度碘缺乏症的發病率已大幅下降。這主要是因為現在的家庭大多都能攝取碘鹽。早在一百多年前，我們就知道碘缺乏症是可預防的疾病，為何現今仍有數百萬人面臨罹患此疾病的風險呢？在本章的上一小節中，我們提到的健康差異就是主因。

　　然而，環境條件較差的社區，仍然有重度碘缺乏症的問題。他們的居住地無法供應具有營養的食物來源，也無法獲得碘鹽。重度碘缺乏症常見於非洲、亞洲、東歐國家及地中海東部。[24]

　　其他國家也有輕度到中度碘缺乏症的問題，包括伊拉克、芬蘭、挪威、俄羅斯、黎巴嫩、以色列、義大利等。[25]此外，容易受碘缺乏症影響的弱勢族群也包括食物短缺以及土壤和水都缺碘的地區居民。

　　全球各地都有輕微碘缺乏症的病例。根據世界衛生組織的統計，有超過5千萬的大腦受損病例與碘缺乏症有關。[26]研究報告指出，碘缺乏症會對人體造成長期影響。重度碘缺乏症影響大腦發育的早期階段，最嚴重可能會讓智商（IQ）降低15分。

　　每個人所需的碘濃度都不同，我們無法用年齡區分個體的碘需求量，因此很難評估個體是否需要碘補品或改變飲食習慣。正值成長期的青少年需要攝取更多的碘，才能維持甲狀腺激素的功能。沒有固定攝取碘的人，也會有碘缺乏症的困擾。

　　暴露在特定環境可能會阻礙人體攝取碘，進而增加罹患碘缺乏症的風險。研究顯示，接觸如硝酸鹽、高氯酸鹽和硫氰酸鹽等毒素，可能會阻礙甲狀腺和腸道對碘的攝取。此類產品隨處可見，人

---

24 Iwona Krela-Ka mierczak et al., "Is There an Ideal Diet to Protect Against Iodine Deficiency?" Nutrients 13, no. 2 (2020): 513, doi: 10.3390/nu13020513.

25 Cinzia Giordano et al., "Endemic Goiter and Iodine Prophylaxis in Calabria, a Region of Southern Italy: Past and Present," Nutrients 11, no. 10 (2019): 2428, doi: 10.3390/nu11102428.

26 World Health Organization, "Nutrition: Effects of Iodine Deficiency," WHO (May, 2013), https://www.who.int/news-room/questions-and-answers/item/nutrition-effects- of-iodine-deficiency.

類可能會從水和食物來源接觸到這些毒素。我們能從牛奶和蔬菜中攝取硫氰酸鹽。[27]

加拿大的一項研究指出，特定的飲食習慣會提高罹患碘缺乏症的風險，包括攝取低乳含量乳製品和碘鹽、素食或純素食、居住條件以及吸菸等。[28]

在懷孕早期階段，發育的胎兒必須完全依賴母親的甲狀腺激素。有40%是非計劃的懷孕，因此建議正值生育年齡的女性應維持足碘水平。[29]

弱勢族群包括：

- 懷孕的女性
- 肚裡的胎兒
- 遵循特殊飲食的人
- 哺乳期的女性
- 新生兒和嬰兒

---

27　N. Mervish, A. Pajak, et al.,　"Thyroid Antagonists (Perchlorate, Thiocyanate, and Nitrate) and Childhood Growth in a Longitudinal Study of U.S. Girls,"　Environmental Health Perspectives 124, no. 4 (2016): 542-549.

28　Gerhard Eisenbrand and Heinz-Peter Gelbke,　"Assessing the Potential Impact on the Thyroid Axis of Environmentally Relevant Food Constituents/Contaminants in Humans,"　Archives of Toxicology 90, (2016): 1841–1857, doi: 10.1007/s00204- 016-1735-6; Sun Y. Lee et al.,　"Urinary Iodine, Perchlorate, and Thiocyanate Concentrations in U.S. Lactating Women,"　Thyroid 27, no. 12 (2017): 1574–1581, doi: 10.1089/thy.2017.0158; Craig Steinmaus et al.,　"Combined Effects of Perchlorate, Thiocyanate, and Iodine on Thyroid Function in the National Health and Nutrition Examination Survey 2007–08,"　Environmental Research, no. 123 (2013): 17–24, doi: 10.1016/j.envres.2013.01.005; Stellena Mathiaparanam et al.,　"The Prevalence and Risk Factors Associated with Iodine Deficiency in Canadian Adults,"　Nutrients 14, no. 13 (2022): 2570, doi: 10.3390/nu14132570.

29　Kirsten A. Herrick,　"Iodine Status and Consumption of Key Iodine Sources in the U.S. Population with Special Attention to Reproductive Age Women,"　Nutrients 10, no. 7 (2018): E874, doi: 10.3390/nu10070874.

本書將會在第7章，繼續探討常見食品的含碘量。乳製品和海鮮中含有大量的碘。若你沒有食用乳製品、雞蛋、海鮮和麵包的習慣，可能會有長期碘缺乏的風險。若沒有特別食用其他膳食營養補充劑，罹患碘缺乏症的機率就更高了。

美國大眾多以乳製品攝取碘。根據估計，6至12歲兒童的碘攝取量約為60 ～ 70%，成人則是將近50%。其他攝取來源包括碘鹽、水和補充劑，約占總攝取量的10 ～ 20%。

然而，動物飼料的種類、地理位置、飼料內的抗甲狀腺添加劑等，都可能改變人體內的碘濃度，因此無法精準測量食物來源的碘濃度。

### 美國居民的碘攝取情況與來源，此數據著重關注正值生育年齡的女性（NHANES 2011–2014）[30]

| 種族／族群* | 亞裔 | 非裔 | 西班牙裔 | 白人 |
|---|---|---|---|---|
| 尿液中碘濃度 | 81 µg/L | 124 µg/L | 133 µg/L | 106 µg/L |
| 乳製品攝取 | 119 克 | 113 克 | 154 克 | 162 克 |
| 穀類攝取 | 388 克 | 308 克 | 343 克 | 293 克 |
| 大豆攝取（可能阻礙碘攝取的抗甲狀腺物質） | 18 克 | 1 克 | 9 克 | 8 克 |

*參與者為無身孕、非哺乳期的15 ～ 44歲女性。

---

30　Kirsten A. Herrick, "Iodine Status."

該研究發現，特定亞裔族群的大豆和海帶的攝取量較高，而美國非裔的麵包和乳製品的攝取量則較低。觀察亞裔女性的尿液中碘濃度，可以發現輕微的碘缺乏症。

目前，人類無法確定飲食、種族或其他個體基因等因素，對於特定種族／族群的低碘濃度有什麼影響。在未來，碘缺乏症與種族文化、飲食、社會環境因素的關係研究，能讓不同人口群體的碘濃度需求有更完善的建議。

此外，美國居民有70%的鹽攝取量是來自餐廳和商家等外食，這些食物不一定含有碘鹽。[31]美國只有約53%的家庭，會在家中餐桌上擺放含碘的鹽。[32]讓人意外的是，攝取較少鹽份的人，尿液中碘濃度反而比較高。美國的NHANES營養調查報告，並沒有標明鹽的種類（加碘與未加碘），因此很難觀察出鹽的攝取量與碘濃度之間的關聯。然而，對於因為健康考量（如高血壓）而控制食鹽攝取量的人來說，肯定有很高的參考價值。

研究人員需要再研究飲食習慣對於缺碘族群的影響，以及導致他們碘濃度低的因素。了解特定種族／族群的飲食模式所帶來的影響，可能有助於確保碘濃度平衡，尤其對於弱勢族群。

還需要有更多的研究數據，我們才能確定種族文化的飲食習慣和食物消耗，對於碘的攝取分別有什麼影響。截至目前為止，還沒有人紀錄這些影響所帶來的差異。

---

31  Lisa J. Harnack, "Sources of Sodium in US Adults from 3 Geographic Regions,"
32  Kirsten A. Herrick, "Iodine Status."

# 碘缺乏的徵兆和症狀

不同的年齡層對碘攝取量的需求不同，人體的碘需求量也會隨著年齡改變。若碘濃度正常，透過飲食所攝取的碘中，甲狀腺只會保留10%；其餘的成份會藉由尿液排出。但是，碘缺乏症長期患者的甲狀腺，會吸收血液中將近80%的流通的碘。人體為了補償碘濃度低下，會讓甲狀腺製造甲狀腺激素。這也是重度碘缺乏症的患者有甲狀腺腫症狀的原因。

現在，讓我們了解碘缺乏症的常見症狀吧！我們也能從甲狀腺功能低下的患者身上，看到相同的症狀。缺碘會讓甲狀腺的運作變慢，也會減少血液中的甲狀腺激素濃度。如同我們先前所述，甲狀腺功能低下可能是碘缺乏症的徵兆，但不是所有的甲狀腺功能低下都是因為碘所造成的。

請記住，以下只是碘缺乏症或甲狀腺疾病的可能症狀，並不包含所有碘缺乏症或甲狀腺疾病的可能症狀。

若你的健康狀況有所改變，請預約門診並與醫師討論你的症狀，醫師能提供更多的相關資訊。

以下是碘缺乏症的可能症狀：

- 體重突然增加
- 甲狀腺腫（頸部腫脹）
- 畏寒
- 心率不整
- 女性的月經週期不規則或經血過多

- 疲勞無力
- 脫髮
- 皮膚乾燥
- 記憶和學習困難
- 懷孕的併發症

人體因為碘含量不足，而無法製造足量的甲狀腺激素，可能導致新陳代謝變慢和缺乏能量。甲狀腺激素負責控制許多身體功能，如新陳代謝、生長、發育以及修復受損的細胞。

若人體的新陳代謝變慢，身體可能不會把食物轉化成能量，會導致體重增加、倦怠感和無力感。

甲狀腺激素有助於毛囊的再生，若缺乏甲狀腺激素可能會導致脫髮。研究發現，有脫髮家族史或是甲狀腺功能低下的人，都有缺乏甲狀腺激素的問題。

此外，有超過80%的甲狀腺功能低下患者容易畏寒。原因可能是甲狀腺激素濃度太低，導致新陳代謝變慢。

碘缺乏症也可能導致心律過緩，情況嚴重的話，還可能導致眩暈、疲倦、虛弱，並且伴隨暈厥的風險。

甲狀腺激素能幫助人體大腦的成長和發育，對於人體早期發展尤其重要。不管處於生命的哪個階段，人體都需要甲狀腺激素，才能保持正常運作。甲狀腺激素濃度較低的嬰兒，其學習控制的腦部區塊（海馬迴）可能會比較小。[33]

甲狀腺激素濃度若嚴重不足（甲狀腺功能低下症），可能會導致黏液性水腫。這屬於醫療緊急情況，可能會致命，所以需要立即的醫療干預。

---

33  Gillian E. Cooke, "Hippocampal Volume Is Decreased in Adults with Hypothyroidism," Thyroid 24, no. 3 (2014): 433–40, doi: 10.1089/thy.2013.0058.

# 診斷

通常患者不會馬上發現自己有碘缺乏症。人們通常先注意到因為甲狀腺激素濃度有變化而出現的頸部腫脹（甲狀腺腫），或在常規體檢中得知病情。

若是懷疑自己有碘缺乏症或甲狀腺功能低下，我們可以找醫師討論病情。若發現自己有甲狀腺疾病的症狀，如體重驟變、對溫度敏感、月經的變化或甲狀腺腫，醫師可能會幫患者安排血液檢查項目，檢查患者的甲狀腺功能。醫療團隊若認為患者可能有碘缺乏症的問題，還會詢問患者的飲食習慣，並以此估算患者的碘攝取量。

想要檢查碘濃度和甲狀腺功能，以下是幾種不同的測試方法，每種都有其挑戰和限制。[34] 不同的測試項目可能所費不貲，有可能需要手續繁瑣的數次尿液樣本，也可能有不準確的結果，以上因素或許都會影響到治療決策。透過血液、影像以及尿碘的檢測項目，加上額外的碘攝取量飲食調查，我們能更了解患者的甲狀腺健康和碘濃度狀態。

尿液中碘濃度的檢測項目通常不太準確，人體每天的攝取量不同，所以食物、水、碘鹽以及其他飲食來源可能會有很大的變化。[35] 這就是為何患者必須評估飲食來源能攝取多少碘、檢查碘濃度，並

---

34 Patrick Wainwright and Paul Cook, "The Assessment of Iodine Status—Populations, Individuals and Limitations," Annals of Clinical Biochemistry: International Journal of Laboratory Medicine 56, no. 1 (2019): 7–14, doi: 10.1177/0004563218774816; Michael B. Zimmermann, "Methods to Assess Iron and Iodine Status," British Journal of Nutrition 3 (2008): S2–9, doi: 10.1017/S000711450800679X.

35 Fabian Rohner et al., "Biomarkers of Nutrition for Development—Iodine Review," The Journal of Nutrition 144, no. 8 (2014): 1322S–42S, doi: 10.3945/jn.113.181974.

根據碘攝取量訂製飲食計劃，藉此達到碘平衡。這些都是很重要環節，但經常受到忽略，輕度至中度碘缺乏患者尤其需要注意。

以下是可行的檢測項目：

- 檢查甲狀腺功能的血液檢測（可靠的方法）
- 24小時尿液中碘濃度檢測
- 隨機尿液中碘濃度檢測
- 碘負載試驗（不推薦）
- 碘皮膚貼片檢測（不可靠）
- 影像檢測（超音波檢查或甲狀腺掃描）

請注意，碘缺乏症的診斷程序複雜，許多檢測無法準確地讀取人體的碘濃度。研究發現，只用尿液檢測無法準確估計碘濃度。[36] 我們可以再額外注意飲食的碘含量，建議以此項目與尿液中碘濃度檢測搭配使用，就能更了解我們整體的碘濃度。

若你有碘缺乏的症狀，請向醫師諮詢檢測選項。他們將根據你的整體健康狀況，評估並診斷特定症狀的原因，並提出治療建議，包括甲狀腺疾病處方箋或碘補充劑。

某些檢測項目的準確度不高，若是以這些檢測來決定飲食或補充劑，可能會讓甲狀腺問題變得更嚴重。

---

36　Juan WenYen, "Comparison of 2 Methods for Estimating the Prevalences of Inadequate and Excessive Iodine Intakes," The American Journal of Clinical Nutrition 104, no. 3 (2016): 888S–97S, doi: 10.3945/ajcn.115.110346.

# 尿碘排泄（UIE）檢測

有幾種估算尿液中碘濃度的檢測方法。[37]其中，尿碘排泄檢測法因為價格實惠，因此常用於大型人群的碘檢測。尿碘排泄檢測法能快速測出碘濃度。此檢測通常會由公共衛生機構執行，用來確認一般人群的碘濃度。然而，這個檢測無法準確測量個體的碘濃度，因為個體的狀態變化比較大。

24小時尿液收集和分析檢測能得到更準確的尿液中碘濃度數據，尤其是個體數據。此檢測能提供更全面的碘濃度數據資料，但這個檢測既繁瑣又昂貴。另外，我們必須在分析前以正確的方式收集和儲存樣本，否則這個測試可能會不準確。

尿液中碘濃度可能會因為收集時間、禁食狀態、尿液檢測前攝取的碘量、飲水量和其他各自獨立的因素而有不同的結果。[38]研究顯示，測試前的因素可能會改變尿液中碘濃度檢測的濃度，造成評估的困難。

例如，一項以6至12歲孩童為對象的研究發現，與有吃早餐的孩子相比，沒有在尿液中碘濃度檢測之前吃早餐的孩子，他們的體內碘濃度低了40～50 µg/L。[39]其中有許多人的碘濃度更是低於

---

37 World Health Organiziation, "Urinary Iodine Concentrations for Determining Iodine Status Deficiency."

38 Offie Porat Soldin, "Controversies in Urinary Iodine Determinations," Clinical Biochemistry 35, no. 8 (2002): 575–9, doi: 10.1016/s0009-9120(02)00406-x; Cria G, Perrine et al., "Comparison of Population Iodine Estimates from 24-Hour Urine and Timed-Spot Urine Samples," Thyroid 24, no. 4 (2014): 748–57, doi: 10.1089/ thy.2013.0404.

39 Radhouene Doggui, Myriam El Ati-Hellal, Pierre Traissac, and Jalila El Ati, "Pre-Aanalytical Factors Influence Accuracy of Urine Spot Iodine Assessment inEpidemiological Surveys," Biological Trace Element Research 186, no. 2 (December 2018): 337–345, doi: 10.1007/ s12011-018-1317-y. Epub 2018 Mar 26. PMID: 29582222.

100 μg/L。理解測試前的決定因素,並考慮以此作為解方,可能會讓測試的結果更完善。

尿液中碘濃度檢測能估計出患者的每日碘攝取量。每日攝取量的計算公式如下:**尿液中的碘(微克/公升)×0.0235×體重(公斤)=每日碘攝取量。**[40]我們假定24小時內,有92%的碘會以尿液的方式排出。

例如:若有一名體重70公斤(約154磅)的女性,其點尿碘排泄的濃度為130 μg/L,她的每日碘攝取量估計為:130 μg/L×0.0235×70公斤=214 μg。這個結果符合成人的碘參考膳食攝取量(150 μg),低於每日最高攝取量(1100 μg)。

醫師能和患者解釋不同類型的尿液中碘濃度檢測以及其準確程度,他們也能向患者解釋執行檢測的原因,以及預期的檢測結果。

## 碘負載檢測

這項檢測需要攝取大量的碘(50毫克),然後收集24小時內的所有尿液來測試碘濃度。若尿液的收集方式不正確,或是儲存方式不妥,該測試會失去準確度。這是一項困難且不好操作的測試,患者需要整天收集自己的尿液。

這並不是測量碘濃度的準確方法。首先,吸收率可能因人而異;再者,也存在可能改變尿碘濃度其他因素。

---

40　Institute of Medicine (US) Panel on Micronutrients. "Dietary Reference Intakes for Vitamin A, Vitamin K, Arsenic, Boron, Chromium, Copper, Iodine, Iron, Manganese, Molybdenum, Nickel, Silicon, Vanadium, and Zinc," Institute of Medicine (US) Panel on Micronutrients, Washington (DC): National Academies Press (US); 2001. 8, Iodine. Available from: https://www.ncbi.nlm.nih.gov/books/NBK222323.

## 碘皮膚貼片檢測

碘皮膚貼片檢測是舊的檢測方法，無法準確地確定碘濃度。這個檢測方式之所以很受歡迎，是因為其簡單又便宜的特性。此檢測方式是觀察皮膚對於碘溶液的吸收速度，背後的理論並不正確：把碘溶液塗抹到皮膚上，碘溶液消失得越快，患者的碘缺乏症就越嚴重。反之，若碘溶液在24小時之後才完全吸收，患者的體內碘濃度就沒有問題。

此方法不是準確的科學檢測方式。首先，碘暴露於空氣中，會先氧化再蒸發；再者，皮膚的吸收率因人而異，並不足以作為碘濃度的準確指標。皮膚確實會吸收一些碘，但皮膚貼片測試的結果無法讓我們確定患者的碘濃度或所需的碘攝取量。

# 碘對健康的重要性

公共衛生組織包括內分泌學會、美國甲狀腺協會和美國兒科學會，公開建議孕婦和哺乳期的婦女每天攝取含有150毫克碘的多種維生素或礦物質補充劑。[41]

2017年，一項研究報告以美國的199名助產士和277名婦科醫

---

41　Leslie De Groot, "Management of Thyroid Dysfunction During Pregnancy and Postpartum: An Endocrine Society Clinical Practice Guideline," The Journal of Clinical Endocrinology and Metabolism 97, no. 8 (2012): 2543–2565, doi: 10.1210/jc.2011- 2803; Erik K. Alexander et al., "2017 Guidelines of the American Thyroid Association for the Diagnosis and Management of Thyroid Disease During Pregnancy and the Postpartum," Thyroid 27, no. 3 (2017): 315–389, doi: 10.1089/thy.2016.0457; Walter J. Rogan et al., "Iodine Deficiency, Pollutant Chemicals, and the Thyroid: New Information on an Old Problem," Pediatrics 133, no. 6 (2014): 1163–1166, doi: 10.1542/peds.2014-0900.

師為研究對象。研究發現，儘管有三分之一的人認為婦女的碘含量不足，但大多數人並不建議計劃懷孕、懷胎和正值哺乳期的女性服用含有碘的維生素。[42] 令人驚訝的是，美國市面上的孕婦維生素中，只有大約60%含有碘的成分，可見這些建議尚未落實。

確切來說，只要患者能實行含有足夠碘含量的均衡飲食，就不必特別擔心碘缺乏症的問題。根據一項過去50年間的美國人口調查，某些族群容易受到碘缺乏症及其對健康的負面影響。請記住，根據世界衛生組織的說法，碘缺乏症是導致胎兒和嬰兒腦部發育障礙的最常見可預防原因。

美國疾病控制與預防中心的營養調查報告（NHANES）指出，美國只有約20%的孕婦和約15%的哺乳期婦女有在服用含碘的補充劑。報告數據顯示，近40%的懷孕事件並非刻意計劃，所以建議女性需要盡早了解碘在早期胎兒發育中的重要角色，並在懷孕前改善碘缺乏症。

母親在哺乳前幾個小時的飲食，會影響母乳中的碘含量。哺乳期的嬰兒以母奶作為攝取碘的唯一來源。若母親的飲食經常缺乏碘，可能會增加嬰兒罹患碘缺乏症的風險，進而影響其生長和發育。我們只知道母親的飲食會左右母乳的營養成分，也是嬰兒的營養來源，但目前我們還不清楚影響的比例多高。

若是懷疑哺乳期的母親患有碘缺乏症，應該先測量母乳中的碘含量，並且測量尿液碘水平，了解嬰幼兒的碘濃度。根據各國對碘

42 Simone De Leo et al., "Iodine Supplementation in Women During Preconception, Pregnancy, and Lactation: Current Clinical Practice by U.S. Obstetricians and Midwives," Thyroid 27, no. 3 (2017): 434–439, doi: 10.1089/thy.2016.0227.

的國際標準，目前尿液中碘濃度並不是可靠的測量方法。

　　想要準確評估碘濃度並不容易。尿液中碘濃度的檢測，就只是受測的幾天前的寫照。然而，目前最簡單的檢測方式就是尿液中碘濃度的檢測。若患者的濃度太低或太高，醫師可能會安排其他檢查，近一步檢查患者的甲狀腺功能。

　　國際健康組織和醫學專家提出質疑，認為哺乳期的母親若是罹患碘缺乏症，會影響到自身及嬰兒的健康。然而，全球各國目前沒有對應的預防策略或碘平衡目標，女性也不知道碘缺乏症如何影響懷孕和哺乳期，這增加了風險。

　　考量長時間低碘濃度對人體健康的不可逆影響，我們應該了解個體風險、提高對於碘缺乏症病因的認知，並以實際行動改善碘缺乏症。過程中，你必須根據年齡、飲食和家族甲狀腺疾病史了解風險。專家們一致認為，保持平衡、正常的碘濃度是預防甲狀腺疾病的主要方式。

　　只要了解碘與人體健康的關係，我們就能藉由管理飲食，來維持體內適當的碘濃度。若你計劃懷孕或已經懷孕，請諮詢醫師的建議，以確保能攝取足量的碘，也請記得詢問是否需要調整飲食或服用維生素補充劑。若你擔心自己的體內碘濃度，你能請醫師安排碘濃度的檢測項目。

# 碘過量對人體的風險

## 重點

- 幾種特定自體免疫甲狀腺疾病。例如葛瑞夫茲氏症、橋本氏甲狀腺炎，會讓人體更容易受碘濃度變化影響，進而造成甲狀腺過度分泌或分泌不足。
- 有幾種的海藻類食物，例如海帶，是自然界含碘量最高的食物。
- 碘中毒的案例很罕見，但是出現嚴重的醫療狀況必須立即送醫處理。

　　大多數健康的人對碘濃度變化的耐受度不會出現嚴重的負面健康影響。然而，若你原本有甲狀腺疾病或碘缺乏的病史，攝取過量的碘可能會讓你更容易罹患如甲狀腺功能亢進、甲狀腺功能不足或自身免疫性甲狀腺疾病（例如葛瑞夫茲氏病）。即使小幅度的增加碘攝取量，也可能導致上述情形。若你是長時間暴露在高碘的環境中，或者碘過量的條件下，風險會更大。

　　除此之外，懷孕中的婦女也容易受碘濃度變化影響。碘過量的標準為尿液中碘濃度在 500 微克／公升以上。2021 年的一項研究顯示，在 2018 至 2020 年間，中國湖北省的某座城市連續三年都被列為缺碘地區。此研究所追蹤的515名孕婦，尿液中的碘含量均超過500微克／公升以上。此研究也發現，體內有較高的甲狀腺刺激素（TSH）、較低的四碘甲狀腺素（T4），這些孕婦較容易罹患甲狀腺疾病。[1]

研究發現，攝取過多的含碘食物（如：海鮮、牛奶、加碘鹽）、含碘綜合維他命的婦女，相比那些點攝取較低或正常的婦女，他們尿液中的碘濃度都較高，也增加了罹患甲狀腺疾病的風險。研究也發現，輕度的甲狀腺功能低下的早期症狀是最常見的甲狀腺疾病類型。

一般而言對於健康人群來說，因攝取過量碘導致的甲狀腺相關影響通常都是輕微和暫時的。但是，對於較敏感的人來說，過量的碘可能會引起甲狀腺功能亢進，進而導致生命危險。另外，碘缺乏和碘過量可能會呈現相似的症狀，讓人難以確定甲狀腺功能失調的實際原因。這就是你需要諮詢醫師建議的原因，若你出現甲狀腺問題的症狀，只有醫師能針對你的狀況作出準確的診斷。碘平衡是甲狀腺正常運作的關鍵，長期攝取過量的碘或碘攝取不足都可能會損害甲狀腺。

大量攝取碘是造成碘過量的原因之一，大致可歸類如下：服用碘補充劑（如：碘化鉀、海帶補充劑）、食用過多含碘食物（如：乳製品、海鮮、加碘鹽等）、醫療檢查時使用含碘對比劑（俗稱：顯影劑）、或服用胺碘銅（如：臟得樂）這類治療心律不整的藥物。

---

1　Yuhan Zhou et al., "Establishment of an Iodine Model for Prevention of Iodine- Excess-Induced Thyroid Dysfunction in Pregnant Women," Open Life Sciences 16, no. 1 (2021): 1357–1364, doi: 10.1515/biol-2021-0142.

每200毫克的胺碘酮藥片含有75毫克的碘，對於某些人來說這樣的劑量可能就會引起甲狀腺功能低下、或甲狀腺毒症、甲狀腺激素分泌過多。另外，其他比較少見的含碘物質為：特定幾類的感冒糖漿、處方箋藥、陰道沖洗液、化妝品、營養保健食品。

我們很難從日常飲食中知道吃進多少碘，因此專家建議的碘過量標準如下：孩童和成人的尿液中碘的濃度在300微克／公升以上，孕婦在500微克／升以上。[2]

事實上許多食物都含有碘，只是沒有收錄在飲食營養指南裡面罷了，例如：麵包和乳製品。許多麵包業者做麵包時會使用含有碘成份的麵粉調理劑。牛奶中可能有未經披露的碘，可能是乳製品在加工過程中使用到含碘的消毒劑，或乳牛吃了含碘的飼料所導致。[3]

美國食品和藥物管理局並沒有碘的食品使用規範，也沒有要求廠商明確標示。本書將在後續章節，討論某些食品（如乳製品和麵包）的碘含量。對於大多數人來說，這些經由食物而來的碘，來源並不令人擔憂。但是，如果你本身是甲狀腺易受影響的患者，長期從食物來源攝取過量的碘，可能會導致甲狀腺病症。

請記住，上述提到的任何因素都能導致碘濃度升高，但較常見的情況還是多項因素加總所致。舉例來說，一種情況是，若你今天吃了一頓海鮮大餐然後又同時服用碘補充劑；另一種情況則是你的甲狀腺已經藉由手術切除（甲狀腺切除術），切除原因可能是：甲

2　Angela M. Leung and Lewis E. Braverman, "Consequences of Excess Iodine," Nature Reviews Endocrinology 10, no. 3 (2014): 136–42, doi: 10.1038/nrendo.2013.251.

3　Kyung Won Lee et al., "Food Group Intakes as Determinants of Iodine Status among US Adult Population," Nutrients 8, no. 6 (2016): 325, doi: 10.3390/nu8060325.

狀腺腫瘤、甲狀腺功能亢進、甲狀腺腫大等。這時身體可能對碘的過量變得很敏感。

　　大多數天然食物的碘含量通常不會高到足以引起問題。通常，人們經由食用碘鹽來獲取每日所需的碘。但有些類型的食物碘含量高，特別是海藻。定期攝入過多這類食物可能會加重已存在的甲狀腺問題。

　　美國國家衛生研究院膳食補充品部門建議[4]，各個年齡層有不同的碘上限攝取量。若長期攝取過量，可能會增加碘中毒及罹患甲狀腺疾病的風險。

## 建議每日碘上限攝取量

| 年齡 | 每日碘上限攝取量 |
|------|------------------|
| 1～3 歲 | 200 微克 |
| 4～8 歲 | 300 微克 |
| 9～13 歲 | 600 微克 |
| 14～18 歲 | 900 微克 |
| 成人 | 1100 微克 |

＊此份碘資訊手冊來源：國家衛生研究院膳食補充品部門

　　服用碘補充劑之前，若你對自己的碘濃度和從飲食中攝取的碘量有特別的疑問，請諮詢醫師的建議。

　　有些人的體質本身容易受碘過量影響，碘補充劑可能會導致甲

---

4　National Institutes of Health, "Iodine," accessed September 7, 2022, https://ods. od.nih.gov/factsheets/iodine-consumer.

狀腺腫大、甲狀腺功能亢進或甲狀腺功能低下。一般來說，單次服用過量的碘不會引發碘中毒，但若是持續攝取過量的碘，風險就會提高，患有甲狀腺自體免疫疾病的患者尤其需要謹慎。

若你或你認識的人因為攝取過多的碘而中毒，請立即尋求專業的醫療協助，否則可能會危及生命。

# 碘需求量的誤解

有許多書籍、部落格和專家評論主張增加每日碘攝取量，以治療包括精神迷霧、抑鬱、焦慮、糖尿病、心律不整、疲勞、癌症等問題。關於碘過量對健康影響的書籍和著作不多，但確實有相關出版品，這些書籍主張對飲食來源中的碘含量保持高度警覺，以預防甲狀腺相關問題。

事實上，科學家、醫師和其他健康專家對於可接受的碘攝取量以及攝取過多碘的利弊有不同的意見。全球的學者與專家，對於理想的碘攝取量以及維持碘的濃度來避免甲狀腺功能失調，有許多不同的建議。

專家們對於我們定期需要的碘量並無共識，這增加了對於補充碘的混淆和誤解。不幸的是，碘濃度過低和過高都可能引起甲狀腺和其他健康問題。

考量到這點，評估自己是否該補充碘之前，請務必諮詢醫師的建議。未了解自身甲狀腺病史，請勿隨意服用碘補充劑。例如，你有甲狀腺疾病的家族史或者患有自身免疫性甲狀腺疾病嗎？未經醫師檢查及許可就服用碘製品，可能會讓甲狀腺功能惡化。

毫無疑問，科學已經證實碘對於正常身體功能的重要性——人體細胞需要碘的輔助，才能正常運作。臨床研究也指出，碘對於某些類型的癌症和纖維囊性乳房疾病（乳房組織中的非癌性腫塊）具有保護作用。科學家們正在探索碘在心臟疾病和膽固醇濃度可能產生的保護作用。我們也理解碘對於胎兒和早期兒童的發展的重要性。

缺碘會引起健康問題，長期暴露在碘過量的環境，也會嚴重影響人體健康，尤其甲狀腺疾病患者或腎臟重症患者影響很大。碘中毒會破壞甲狀腺並造成功能受損。多數情況下，暫時的碘過量經由矯正後，造成的不良作用會得到改善和緩解。然而，原本就患有甲狀腺疾病的患者，甲狀腺會特別敏感，他們可能會持續面對疾病困擾，甚至可能造成永久的傷害。

研究發現，碘濃度越高，胃癌的發生率就越高。接受放射性碘治療甲狀腺癌的患者，也有較高的機率罹患乳腺癌和胃癌。[5]然而，其他的研究報告有不同的結論，因此科學家還無法確定碘濃度與罹患特定癌症是否直接相關。我們需要更多的研究，才能了解碘濃度過量對於身體的長期影響。

若你正在經歷甲狀腺問題的相關症狀，並懷疑碘可能是病因之一，最好在自行服用碘補充劑之前，先預約碘濃度的檢查項目。食物和補充劑中的碘含量變動較大，因此不是可靠的碘攝取來源。另外，食物和補充劑的來源，也可能受到重金屬如砷的污染。

---

5  Mine Gulaboglu, "Blood and Urine Iodine Levels in Patients with Gastric Cancer," Biological Trace Element Research 113, (2006): 261–271, doi: 10.1385/BTER:113:3:261; Christopher Kim, "The Risk of Second Cancers After Diagnosis of Primary Thyroid Cancer Is Elevated in Thyroid Microcarcinomas," Thyroid 23 (2013): 575–582, doi: 10.1089/thy.2011.0406

我們很難從每日飲食來源估算出碘攝取量。然而，我們能根據每日營養攝取量來估計身體是否獲得足夠的量。我們將在本書第7章更詳細地討論如何從飲食來源獲得碘。

# 碘過量的風險因子

有些人因為本身的身體狀況，容易因碘過量而引發疾病。

包括如下：

- ⬮ 患有甲狀腺疾病的患者
- ⬮ 年長者
- ⬮ 發育中的胚胎（尚未出生）
- ⬮ 新生兒
- ⬮ 有其他嚴重疾病的患者（如：腎臟病、糖尿病）
- ⬮ 服用會提高碘濃度的藥物（如：感冒糖漿、胺碘酮、鋰鹽）
- ⬮ 長期缺碘的人
- ⬮ 飲食或水源中攝取過量碘的人

接下來，讓我們來看看碘過量會造成哪些甲狀腺疾病吧！

# 葛瑞夫茲氏病

葛瑞夫茲氏病是一種自體免疫性疾病，導致甲狀腺功能過度活躍（甲狀腺亢進症）。當你有這種病症時，你的免疫系統會製造出一種叫做「甲狀腺刺激免疫球蛋白」（thyroid-stimulating immunoglobulins）的抗體，這種抗體會攻擊健康的甲狀腺細胞。並且會觸發你的甲狀腺製造過多的甲狀腺激素，葛瑞夫茲氏病是甲狀腺亢進症最常見的原因之一。

葛瑞夫茲氏病和甲狀腺功能亢進兩者症狀相似，包括如下：

- 甲狀腺腫大
- 怕熱
- 容易緊張
- 不易入睡
- 經期不規律
- 葛瑞夫茲氏皮膚病（症狀：小腿區塊、腳背皮膚變厚變紅）

- 手抖
- 肌肉無力
- 心跳過快
- 體重減輕
- 不易受孕
- 葛瑞夫茲氏眼睛疾病（症狀：眼睛乾澀、暴躁易怒、視線模糊、身體疼痛、壓力變大、照光敏感）

若本身還患有其他自體免疫疾病的話，則很容易併發葛瑞夫茲氏症，其自體免疫疾病包括：類風濕性關節炎、第一型糖尿病、克隆氏症等。

# 甲狀腺功能亢進

甲狀腺功能亢進有許多成因，若是由暴露在過多碘的環境所引起，又稱為「喬德巴賽多現象」（Jöd-Basedow phenomenon）。此病首先發現於19世紀，當時部分罹患地方性甲狀腺腫大的患者有食用碘補充劑，比另一部分沒有食用的患者更容易發生甲狀腺功能障礙（甲狀腺毒症）。

甲狀腺功能亢進的症狀持續期間可長可短。本身患有以下疾病的患者得到甲狀腺功能亢進的機率更大：有碘缺乏症病史、結節性甲狀腺腫大、毒性結節性甲狀腺腫大。甲狀腺功能亢進的症狀如下：

- 肌肉無力
- 失眠
- 體重驟降
- 疲憊倦怠

- 焦慮不安
- 暴躁易怒
- 心跳加速
- 抑鬱

假如你出現甲狀腺功能亢進的症狀，請立即去看醫師，否則有可能會惡化成甲狀腺風暴（thyroid storm，可參考第3章），導致血壓、心跳、體溫異常地升高，甚至失去意識，若是沒有及時就醫治療的話，可能會有生命危險。

# 橋本氏甲狀腺炎

橋本氏甲狀腺炎是一種自體免疫疾病，常會引起甲狀腺功能低下。在美國，橋本氏甲狀腺炎是引發甲狀腺功能低下的主因，且在女性患者中更為常見。患有橋本氏甲狀腺炎的患者，其免疫系統（抗體與白血球）會反噬攻擊破壞自體的甲狀腺細胞。

目前醫學界尚未找出橋本氏甲狀腺炎的確切病因，但普遍認為家族遺傳是主要原因之一，倘若家族中曾有過以下疾病的人，就有可能罹患橋本氏甲狀腺炎，如：葛瑞夫茲氏症、愛迪生氏症、第一型糖尿病、類風濕性關節炎等。

如果你患有橋本氏甲狀腺炎，務必要事先找醫師檢測血液中的碘濃度、討論碘對身體的影響，請勿在還未向醫師諮詢的情況下擅自服用碘補充劑、或吃太多含碘食物，不然可能會加重病情。

橋本氏甲狀腺炎症狀如下：

- 怕冷
- 憂鬱
- 皮膚乾燥
- 指甲易斷
- 膽固醇指數變高
- 經血變多、經期不規則
- 不易受孕
- 體重減經

- 便秘
- 焦慮
- 全身無力、疲倦
- 關節疼痛
- 聲音沙啞
- 下肢無力
- 容易掉髮

橋本氏甲狀腺炎的症狀一開始並不明顯，而是會隨著時間慢慢顯現，有些患者甚至會出現甲狀腺腫大的症狀。

橋本氏甲狀腺炎患者容易受碘濃度過量影響，不管目前是否已經有甲狀腺功能低下，最後都可能罹患此併發症。

如果醫師認為你罹患橋本氏甲狀腺炎，他們會幫你安排抽血，檢查血液中是否含有特定抗體，如：抗甲狀腺過氧化物酶（anti-

TPO）、抗甲狀腺球蛋白（anti-Tg）。除此之外，醫師也會幫你安排超音波檢測查看甲狀腺的損傷情況。

碘濃度過高有時候會刺激甲狀腺過度分泌，引發「沃爾夫查科夫效應」（Wolff-Chaikoff effect）。此效應在1948年由兩位醫學博士所提出，分別是來自美國的賈恩·沃爾夫博士（Dr. Jan Wolff）和以色列的萊恩·查科夫博士（Dr. Lyon Chaikoff）。他們在實驗中發現，如果給予老鼠高劑量的碘，為了保護身體機制不受突如其來的碘濃度變化所影響，老鼠的甲狀腺會降低甲狀腺素分泌的量，以避免在碘濃度很高的情況下繼續製造甲狀腺素。

對於大部分甲狀腺功能正常的人，甲狀腺素分泌速度減緩只會持續48小時，之後血液中的碘濃度就會回歸正常值，多餘的碘會被腎臟吸收，並藉由尿液排出體外；但對於甲狀腺功能異常的人來說，這種症狀不僅會延長，還有可能變成永久性常態，例如以下疾病的患者：橋本氏甲狀腺炎、葛瑞夫茲氏症、囊腫纖維化、腎臟疾病。另外，胎兒對於碘濃度變化也相當敏感，由於內分泌系統尚未發育完全，胎兒不僅對自身的碘濃度變化敏感，對母體的碘濃度變化更為敏感。

若放任身體的碘濃度過高不管，可能會使甲狀腺功能下降。醫學界至今仍無法了解為何有些患者無法從「沃爾夫查科夫效應」中恢復，目前的說法是由於甲狀腺受影響使其復原速度延緩。

## 碘過量的徵兆和症狀

碘過量的症狀取決於許多不同的因素，如：攝取量、攝取時間、是否有甲狀腺疾病、健康狀況。

當腦下垂體偵測到血液中甲狀腺素偏低、碘濃度又過量時，會受到刺激分泌更多甲狀腺刺激素，以促使甲狀腺繼續分泌甲狀腺素，這會導致甲狀腺功能亢進、或其他嚴重的長期疾病。

請記住上述提到的只是碘過量可能會有的病症。每個人的身體狀況不同，會顯現的症狀也不同，這裡只有列出大部分的人會有的症狀。不過，如果感到身體不適，建議還是直接去看醫師，只有醫師才有辦法根據個人完整的健康資料做出精確的診斷。

輕微症狀可能包括以下症狀：

- 腹瀉
- 嘔吐
- 發燒
- 腹痛
- 口中有金屬味

- 噁心
- 紅疹
- 頭痛
- 口中有灼熱感
- 生殖問題

嚴重症狀可能包括以下症狀：

- 脈搏微弱
- 喉嚨腫脹
- 皮膚發紫（發紺）

- 甲狀腺功能亢進
- 嚴重出血
- 昏迷

如果你已經有心臟病，甲狀腺功能亢進可能會惡化病情。

# 甲狀腺癌

　　甲狀腺癌是影響內分泌系統最普遍的癌症。在美國，每年大約2%（約43,800例）新診斷出的癌症都是甲狀腺癌。雖然甲狀腺癌十分罕見，但仍是美國女性中第五名常見的癌症。[6]甲狀腺癌的致癌因子包括：暴露在核塵埃的輻射中、家族中有甲狀腺疾病史、嬰兒或發育早期曾接受過放射線治療、曾罹患甲狀腺腫大、基因突變，與有亞洲人的基因等。

　　至今我們仍不了解碘濃度過高是否會增加罹患甲狀腺癌的風險，究竟碘是助長，或是抑制甲狀腺癌？我們目前能知道的是，只有維持體內碘平衡能幫助甲狀腺正常運作，碘的攝取量不管是過多還是過少都可能擾亂甲狀腺素的濃度，並引發相關疾病（如：甲狀腺腫大）等。

　　也有研究顯示碘攝取量過高會引起甲狀腺癌，尤其是甲狀腺乳突癌。[7]甲狀腺癌的種類多，其中乳突癌是最常見的一種，在美國，大約八成的甲狀腺癌患者都是罹患乳突癌，癌細胞會在患者體內緩慢生長，並危及甲狀腺濾泡細胞。

　　丹麥和中國的醫學研究共同顯示，服用碘補充劑可能會提高致癌風險；然而，也有研究顯示相反結果，指出碘有預防甲狀腺癌的

---

6　Kenny Lee et al., "Thyroid Cancer," in StatPearls (Treasure Island FL: StatPearls Publishing, 2022).

7　Michikawa Takehiro et al., "Seaweed Consumption and the Risk of Thyroid Cancer in Women the Japan Public Health Center-Based Prospective Study," European Journal Cancer Prevention 21, no. 3 (2012): 254–260, doi: 10.1097/CEJ.0b013e32834a8042.

功效，以及食用高碘類食物（如：海藻）不會誘發甲狀腺癌。[8]因此，綜合以上兩種相反的研究結果來看，目前仍然不確定碘與甲狀腺癌之間的關係。

根據一份研究回顧中的資料，同時攝取300微克的碘和一份海鮮大餐（以鹹水魚和貝殼類為主）可保護甲狀腺遠離致癌風險[9]，但這個研究結果尚未確定。另外，由於在這份研究回顧中只有三份實驗準確測量受試者實際吃進多少碘，其他實驗只是用食物的平均含碘量作為參考數據，因此很難判斷是哪一個原因對甲狀腺起到保護作用，需要更多研究才能釐清碘攝取過量與甲狀腺癌之間的關係，以及了解食用碘是否對甲狀腺形成保護屏障。

## 飲食的影響

雖然前面的章節說過天然的原型食物基本上含碘量都不高，但還是有幾類食物所含的碘比其他食物來得高，比如說：某幾類海藻就算是蔬果界中的含碘量冠軍。

不同海藻類食物的含碘量差異極大，主要依照海藻類型（分成紅、褐、綠三色）和生長地點決定。不同類型的海帶生長於海洋、湖泊、河川和不同的水域中，許多國家的農場，也有培育海藻。

8    Ling-Zhi Cao, "The Relationship Between Iodine Intake and the Risk of Thyroid Cancer: A Meta-Analysis," Medicine (Baltimore) 96, no. 20 (2017): E6734, doi: 10.1097/MD.0000000000006734; Chaochen Wang et al., "Prospective Study of Seaweed Consumption and Thyroid Cancer Incidence in Women: The Japan Collaborative Cohort Study," European Journal of Cancer Prevention 25, no. 3 (2016): 239–45, doi: 10.1097/CEJ.0000000000000168.

9    Ling-Zhi Cao, "The Relationship Between Iodine Intake and the Risk of Thyroid Cancer."

根據乾燥海藻的平均重量，海藻中的碘含量通常落在每公克 16 ～ 2,984 微克，但也有更高的含碘量。下方列表列出了一些種植海藻的常見地點。但這並不是詳細清單。

### 海藻種類與大約碘含量

| 海藻名稱 | 海藻類型 | 種植地點 | 碘含量 |
|---|---|---|---|
| 荒布 | 褐藻 | 日本、韓國 | 每克含 586 微克的碘 |
| 石蓴 | 紅藻 | 北愛爾蘭、加拿大 | 每克含 72 微克的碘 |
| 鹿尾菜 | 褐藻 | 日本、中國、韓國、太平洋西北海岸 | 每克含 629 微克的碘 |
| 昆布 | 深色海帶 | 日本 | 每克含 1350 微克的碘 |
| 海苔 | 紅藻 | 日本、中國、韓國 | 每克含 16 微克的碘 |
| 海帶芽（又稱裙帶菜） | 褐藻 | 日本、美國、澳洲 | 每克含 110 ～ 431 微克的碘 |

上面表格所列的是各類海藻的平均含碘量，由於加工過程、季節變化、原產地等因素，每一批海藻食物所含的碘都相差很多，因此很難知道最終確切的含碘量。[10]

幾千年來，各式種類的海藻一直是日本和其他亞洲國家飲食的重要食材。隨著西方國家越來越多的食用者，加拿大、歐洲和美國也開始種植或培育供商業使用的海藻品種。此外，還有其他種植和

---

10　Jane Teas et al., "Variability of Iodine Content in Common Commercially Available Edible Seaweeds," Thyroid 14, no. 10 (2004): 836–41, doi: 10.1089/thy.2004.14.836.

形培育海藻的國家，包括菲律賓、印尼、澳洲等。

由於海藻類食物具有抗氧化、抗發炎、抗癌、抗細菌、保護免疫系統等多種特性，多年來全世界的科學家無不致力研究海藻對身體的各種益處。研究顯示，昆布和黑海藻（arame，又名荒布）的碘含量最高。如同碘含量，海藻的抗氧化含量也會受到種植地點、採收時節、加工處理方法等影響。

實驗測試中，昆布對革蘭氏陽性球菌類型的細菌（gram-positive bacteria），如：腸球菌（Enterococcus faecalis），抗菌效果最強。腸球菌是腸道內常見的菌種，並不會傷害人體，但對於身體狀況不好、或免疫系統受損的的人來說，腸球菌可能會擴散感染其他身體部位，包含血液。至於其他常見的幾類海藻類食物，例如：裙帶海菜、黑海藻、紅海帶、鹿尾菜，抵抗細菌、病毒、和真菌的效果則程度不一，依序是效果的由中到弱。[11]

然而，衛生專家也對海藻中所含的重金屬感到憂慮，例如：鉛、鎘、砷，擔心民眾若是將這些吃下肚可能會對健康產生負面影響。對於此議題，科學家也會持續關注。

目前研究顯示，天然海藻中的重金屬含量會因季節改變。一般而言，海藻在夏季生長速度較快，重金屬濃度較低；反之，在冬季生長速度較慢，重金屬容易累積因此濃度較高。大部分的海藻都含有鋁和砷，但含量卻不盡相同，往往因品種、生長地點、收成時間、加工方法等因素而有不同。

---

11 Natalia Čmiková, "Determination of Antioxidant, Antimicrobial Activity, Heavy Metals and Elements Content of Seaweed Extracts," Plants (Basel) 11, no. 11 (2022): 1493, doi: 10.3390/plants11111493.

如今海藻廣受世界歡迎，許多國家的食譜中都少不了這一味，因此，未來的研究應該要著重探討環境污染對海藻生長的影響，致力於尋找讓海藻這樣營養價值高的食物免於重金屬污染，以達到永續栽培的目標。

## 流行的海藻類型

荒布（Eisenia bicyclis）：原產於日本，但也有一些種植於韓國。分類上屬於褐藻，是日本料理中的人氣王，嚐起來帶有一股淡淡的甜味。通常是以脫水乾燥後的型式販售，在健康食品店、網路上都買得到。荒布的含碘量很高，同時也富含鐵、鈣、鎂、維生素A等營養素。除此之外，荒布還含有豐富的木酚素（一種植物雌激素），具有抗氧化功能，也是提供蛋白質和纖維的良好來源。

荒布

石蓴（紫紅藻，Palmaria palmata）：原產於北愛爾蘭，但蹤跡遍布在北大西洋和太平洋地區。分類上屬於紅藻。外型像萵苣，未成熟時是紅色的。採收季節通常在夏季，大約從六月到十月。石蓴可單獨食用，也可加入其他料理，如：湯、咖哩、烘焙食品等。在許多健康有機店、或網路上都買得到石蓴，基本上以乾燥粉末或片狀型式販售。石蓴含有多種豐富的礦物質，如碘、鈣、鎂、鐵、維生素B、維生素A等，同時也富含蛋白質、纖維、抗氧化劑。

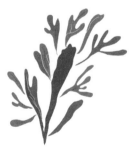

石蓴

**鹿尾菜（羊棲菜，Hizikia fusiforme）**：生長於西北太平洋上的沿岸地區，也有一些種植於南韓和中國。分類上屬於褐藻，同時具有營養和藥用雙重價值，因此在中國、韓國、日本、其他東南亞地區都十分受歡迎。

由於鹿尾菜含有多種對人體有益的化合物，如：褐藻醣膠、岩藻甾醇（固醇類化合物）、多醣、酚類化合物等[12]，具有多重保護細胞的功用，可抗腫瘤、抗發炎、抗氧化、協助免疫調節等，因此鹿尾菜越來越常被拿去入藥，在製藥產業中很受歡迎。

鹿尾菜

鹿尾菜除了碘含量很高以外，也含有許多其他礦物質，例如：鈣、鎂、鉀、鐵、鋅等。在健康食品店、亞洲超市、和網路上都買的到。

雖然鹿尾菜對人體益處很多，但由於無機砷的含量很高，還是不可攝取過量，2019年一項研究發現，食用鹿尾菜的日本小孩和孕婦，體內砷含量較高。[13]

**昆布（海帶屬，Laminaria sp.）**：生長於日本沿海地區，是一種屬於棕藻的海帶，為日本和東亞菜餚中不可或缺的食材。昆布有幾種類型，而且每一種嚐起來都不一樣。市面販售的昆布大多已經過乾燥處理，可單獨食用，也可加到湯或其他菜餚中增添風味。許

---

12　Maria Dyah Nur Meinita et al., "Hizikia Fusiformis: Pharmacological and Nutritional Properties," Foods 10, no. 7 (2021): 1660, doi: 10.3390/foods10071660.

13　Nathan Mise et al.," Hijiki Seaaweed Consumption Elevates Levels of Inorganic Arsenic Intake in Japanese Children and Pregnant Women." Food Additives & Contaminants 36,no 1(2019):84-95,doi: 10.1080/19440049.2018.1562228

多通路都買得到昆布，如：健康食品店、亞洲超市、網路商場等。六月到九月是昆布的採收季。

昆布的碘含量很高，同時也富含鈣、鎂、鐵、鉀、鋅等微量元素。此外，昆布也提供優良的抗氧化劑、纖維、蛋白質。用沸水烹煮昆布15到30分鐘即可以大幅降低含碘量。

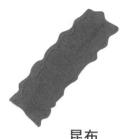

昆布

**海苔（甘紫菜，Porphyra tenera）**：海藻家族中最受歡迎的成員，分類上屬於紅藻。在日本、中國、韓國等地都有商業種植的海苔。海苔通常以乾燥片狀形式販售，在許多雜貨店和網路上都可買到。海苔最為人熟知的吃法是拿來包壽司，也可加在湯或菜餚中增添風味。

海苔

雖然在各類海藻中，海苔的碘含量並不豐富，但海苔含有豐富的碘、維生素、礦物質，例如：維生素A、維生素B、維生素C、鋅、鐵、鎂、鈣等多種營養素。然而海苔跟其他類型的海藻一樣，可能有被砷和鎘等重金屬污染的風險。

**海帶芽（翅藻，Alaria esculenta）**：又名裙帶菜，生長於澳洲沿岸，但在日本和韓國都有商業種植。海帶芽可當作零食單獨食用，也可加在湯或沙拉中作為調味，在亞洲超市、有機食品店、網路上都很容易買到。海帶芽富含纖維和蛋白質，以及碘、鎂、鐵等微量營養素。

海帶芽

海帶芽還可能含有砷和其他重金屬，其含量因種植、收穫地點和用於商業銷售的加工方法有所不同。

# 食用海藻對甲狀腺的影響

在日本，海藻是日常飲食中的一部分，研究顯示，大約21%的日式料理中都可見到海藻[14]。其中至少包含了20種不同種類的海藻經常食用，每種藻類的含碘量都不同。根據專家估計，日本人是世界上食用最多海藻的族群，每日的平均碘攝取量介於1,000至3,000微克之間。

有些研究顯示，食用大量的海藻是日本人健康長壽的秘訣，但科學家仍無法確定碘攝取過量是否對身體完全無害，以及，就算有害，會有哪些傷害？比如說：長期食用的話，海藻內所含的污染物是否會對人體造成影響？

烹煮海藻可以大幅降低其含碘量。以昆布為例，如果把昆布放進滾水中煮沸15分鐘，就會流失99%的碘，只是目前尚不清楚日本人烹調海藻的方式、和海藻的用途是否會改變碘含量。

海帶是海藻家族中其中一位碘含量最高的成員，依照產地不同，其碘含量也會有所差異。每公克的海帶含碘量從1,300至8,000微克不等。比起海帶芽和紫菜，海帶比較不受消費者歡迎，許多國家都有報導因大量食用海帶而引起嚴重甲狀腺症狀的案例。

儘管懷孕期間會對碘的需求量上升，但已有數起報告顯示，母親懷孕時服用碘補充劑、或攝取過量的海藻會導致嬰兒甲狀腺功能低下。美國甲狀腺協會建議，除非是為了治療特定疾病，否則孕婦

---

14　Theordore T. Zava and David T. Zava, "Assessment of Japanese Iodine Intake Based on Seaweed Consumption in Japan: A Literature-Based Analysis," Thyroid Research 4, no. 14 (2011), doi: 10.1186/1756-6614-4-14.

不應在沒有醫療監控的情況下每日服用含有超過500微克的碘補充劑、或含碘食品。

在大量食用海藻或碘補充劑之前，務必先和醫師討論個人飲食中的碘攝取量。如果你患有潛在的甲狀腺疾病，攝取過量的碘當然會對身體造成影響，因此，還是建議在先和醫師討論後再決定是否必要大幅改變飲食習慣。

# 碘過量的診斷方式

儘管碘中毒的案例十分少見，但服用碘補充劑、或食用高碘食品卻可能會引起碘中毒。一般來說，只要甲狀腺功能正常，多餘的碘會經由腎臟排出體外，並不會對人體造成長期傷害。但是，有些人因為本身體質的關係比較容易併發相關症狀。

如果你自己或認識的人食用過量的碘，請立即尋求醫療協助。碘中毒不容小覷，需要立即送醫治療。

如果因為碘攝取過量而出現甲狀腺功能亢進、或甲狀腺功能低下的病症，請立即尋求醫師的協助，醫師會幫你安排相關檢測。

檢測內容如下：

🌾 抽血檢查甲狀腺素濃度（可信度很高）
🌾 尿碘對肌酸肝比值檢測
🌾 血清碘檢測
🌾 甲狀腺造影檢測，例如：甲狀腺超音波、放射碘攝取試驗

到目前為止，我們已經了解不同的碘濃度檢測方法和各自的使

用時機。除此之外，還有其他幾種方法可用來檢測碘濃度過高和碘中毒。如果覺得自己可能有碘過量的症狀，請找醫師檢測碘濃度。

# 尿碘對肌酸酐比值檢測

尿碘對肌酸酐比值檢測主要用來檢測碘濃度，使用對象可分為兩類。第一類對象為疑似體內碘濃度過高、或碘中毒的患者；另一類對象為接受放射碘治療的病患，用來檢驗療程搭配低碘飲食的治療效果。[15]

然而，檢測結果的準確度並非百分之百。肌酸肝是由肌肉代謝產生的廢物——肌酸（蛋白質的一種），經由腎臟排出體外，其濃度變化會受年齡、身體的新陳代謝、飲食中的肉類攝取量等因素而變化。

對於某幾類群體的人來說，肌酸肝濃度改變會影響尿碘肌酸酐的濃度。另外，尿碘肌酸酐收集不易，如果沒有在分析前妥善保存尿液檢體，尿碘肌酸酐容易自行分解。

如果想進一步了解尿碘對肌酸酐比值檢測，可以詢問醫師關於此檢測的準確度、費用、檢測過程。

15 Hee Kyung Kim et al., "Usefulness of Iodine/Creatinine Ratio from Spot-Urine Samples to Evaluate the Effectiveness of Low-Iodine Diet Preparation for Radioiodine Therapy," Clinical Endocrinology 73, no. 1 (2010): 114–8, doi: 10.1111/j.1365- 2265.2009.03774.x.

# 血清碘檢測

血清碘檢測是一種信度很高的血液檢測，常用來檢查碘濃度是否過量。通常會與抽血、尿碘濃度檢測一起進行[16]，主要檢測甲狀腺素中的碘和碘化物，正常範圍為：每公升的血液中含有64～154納莫耳的甲狀腺素，其中大約包含33～79微克／升的碘，這兩個數據主要是血液碘讀數要呈現的結果。

已經有研究證明，碘濃度超標時，血清碘濃度數值會與尿碘中位數相符[17]，為了防止體內吸收過量的碘，此時腸道會吸收多餘的碘，剩下的碘則會經由尿液排出。另一項研究發現7至10歲的孩童攝取超過250微克／升的碘，會增加5%罹患甲狀腺腫大的機率；11至14歲的孩童攝取超過300微克／升的碘，罹患甲狀腺腫大的機率也會提高。

如果醫師認為你需要進行血清碘檢測，會先跟你解釋檢測的原因、進行方式、費用、預期結果等。

---

16 Tingkai Cui et al., "Serum Iodine Is Correlated with Iodine Intake and Thyroid Function in School-Age Children from a Sufficient-to-Excessive Iodine Intake Area," The Journal of Nutrition 149, no. 6 (2019): 1012–1018, doi: 10.1093/jn/nxy325.

17 Xing Jin et al., "The Application of Serum Iodine in Assessing Individual Iodine Status," Clinical Endocrinology 87, no. 6 (2017): 807–814, doi: 10.1111/cen.13421; Wen Chen et al., "Associations Between Iodine Intake, Thyroid Volume, and Goiter Rate in School-Aged Chinese Children from Areas with High Iodine Drinking Water Concentrations," American Journal of Clinical Nutrition 105, no. 1 (2017): 228–33, doi: 10.3945/ajcn.116.139725.

# 第 5 章

# 維持碘平衡
# 有益身體健康

　　到目前為止，我們還沒看到碘的全貌，醫學界每天都有新的發現指出碘對身體的益處。雖然專家們對於人體的建議碘攝取量尚未達成共識，但卻不可否認保持碘營養有助於甲狀腺健康。

　　我們之所以對碘的了解有限主要有兩個原因：首先，碘的挑戰之一，根據食物或水源造成含碘量不同，因此我們很難精準地測量到底吃進多少碘；再者，身體中碘平衡如果被破壞的話，伴隨的症狀並不會馬上出現，因此增加診斷上的難度。

## 碘與人體健康

　　碘對身體的好處多多，從早期發育到新陳代謝、細胞生長等無所不包，換句話說，我們不能沒有「碘」。相信很多人都知道碘與甲狀腺的功能密不可分，但研究發現碘對身體的貢獻不只如此，基本上主要分成以下三種：抗氧化、預防傳染、抗癌。[1]

---

1　Salvatore Sorrenti et al.,　"Iodine: Its Role in Thyroid Hormone Biosynthesis and Beyond,"　Nutrients 3, no. 12 (2021): 4469, doi: 10.3390/nu13124469.

至於碘如何產生上述的三種功效呢？科學家發現，碘會藉由一連串各式各樣的生物反應發揮對人體的保護機制。[2]有趣的是，這些反應的發生地點並非在甲狀腺體內，而是在各種器官內部，例如：前列腺、胰臟腺、卵巢、乳腺等。除此之外，免疫系統、神經系統、腸胃系統等也是碘的反應場所。

# 抗氧化作用

　　氧化壓力（oxidative stress）是指的是體內抗氧化劑（antioxidants）和自由基（free radicals）之間的失衡，造成自由基過剩、體內氧化壓力上升的狀態。雖然人體需要自由基來維持重要生理機能，如：修復傷口，但是過多自由基會攻擊並破壞細胞，對健康造成威脅。

　　根據研究結果，體內自由基過剩會引起發炎症狀、慢性疾病，並使人體退化和老化。

　　自由基過多可能會導致：[3]

---

2　Carmen Aceves et al., "Molecular Iodine Has Extrathyroidal Effects as an Antioxidant, Differentiator, and Immunomodulator," International Journal of Molecular Sciences 22, no. 3 (2021): 1228, doi: 10.3390/ijms22031228; Carmen Aceves, Brenda Anguiano, and Guadalupe Delgado, "The Extrathyronine Actions of Iodine as Antioxidant, Apoptotic, and Differentiation Factor in Various Tissues," Thyroid 23, no. 8 (2013): 938–946, doi: 10.1089/thy.2012.0579.

3　Andrew W. Caliri, Stella Tommasi, and Ahmad Besaratinia, "Relationships Among Smoking, Oxidative Stress, Inflammation, Macromolecular Damage, and Cancer," Mutation Research. Reviews in Mutation Research, no. 787 (2021): 108365, doi: 10.1016/j.mrrev.2021.108365; Gabriele Pizzino, "Oxidative Stress: Harms and Benefits for Human Health," Oxidative Medicine and Cellular Longevity, no. 2017 (2017), doi: 10.1155/2017/8416763; Sha Li et al., "The Role of Oxidative Stress and Antioxidants in Liver Diseases," International Journal of Molecular Sciences 16, no. 11 (2015): 26087–124, doi: 10.3390/ijms161125942.

- 癌症
- 脂質異常（如：膽固醇、三酸肝油脂）
- 呼吸系統疾病（如：哮喘）
- 腎臟病
- 神經系統疾病（如：阿茲海默症、老人痴呆）

- 心臟病、中風
- 糖尿病
- 關節疾病
- 肝臟病
- 眼部疾病（如：黃斑性病變、青光眼、乾眼症、白內障）

如果體內氧化壓力過大，可能會導致：

- 疲勞
- 感染其他疾病的風險

- 記憶力下降
- 加速老化（如：皺紋、白頭髮）

抗氧化物可以與自由基結合，抵消其造成的傷害效果，與避免破壞人體細胞。哪些因素會增加體內的自由基呢？如果討論外部因素的話，可分成環境和生活習慣兩種。特定的環境因素會讓人體產生過多自由基，例如：環境污染、紫外線、輻射、殺蟲劑、化學物質等；至於生活習慣則包括：抽菸、肥胖、特定藥物等。長期下來，體內的氧化壓力會漸漸升高，並造成組織和細胞的損傷。

研究顯示，碘不但具有抗氧化和預防傳染等特性，還能夠與自由基結合，達到穩定效果，並避免其攻擊其他細胞。這一連串的連鎖反應能夠對人體形成防護機制，保護甲狀腺以外的器官免於病菌的侵擾。[4]

先前研究指出，每日攝取1毫克以上的碘可對人體形成抗氧化作用。除此之外，研究結果還發現每日1～6毫克的碘分子攝取，可以防止特定幾類良性腫瘤轉成惡性，例如：乳房纖維囊腫、卵巢囊腫、前列腺增生（前列腺肥大）。乳房纖維囊腫屬於「良性乳房疾病」，發病原因為乳腺組織形成腫塊而產生乳房疼痛或觸痛，無數女性受此病所苦，醫學上認為此病的病因為女性體內荷爾蒙變化和基因遺傳導致。

此研究也曾經讓乳房纖維囊腫、前列腺增生等疾病患者服用1～6毫克的碘做治療，療程從5週至2年都有，結果發現大多數患者的症狀不僅狀況改善，而且在治療過程中也沒有出現明顯的副作用。

但研究結果也指出，如果將碘的劑量提高至每日9～12毫克，患者會出現明顯的副作用，例如：甲狀腺功能暫時低下、頭痛、腹瀉、痤瘡、鼻竇發炎或感染（又稱鼻竇炎）。一旦停止服用高劑量的碘，副作用也會跟著停止。

我們還需要更多的研究，才能在支持普及碘補充劑之前，了解不同劑量的保護效果。如果你有氧化壓力的症狀，例如：出現相關病症，建議和醫師討論飲食、生活習慣，同時也詢問他們自己是否需要進行甲狀腺功能和碘濃度的檢查。

請注意：關於高劑量碘使用於懷孕期間或新生兒，目前並無足夠資訊證明其安全性。因此，專家們才會特別提醒這兩個族群不要

---

4　Rudolf Winkler, "Iodine—A Potential Antioxidant and the Role of Iodine/Iodide in Health and Disease," Natural Science 7, no. 12 (2015): 548–557, doi: 10.4236/ ns.2015.712055.

攝取超過每日碘最高上限的範圍。如果想進一步了解懷孕期間應該攝取多少碘，建議諮詢醫師或藥劑師，他們會指引你安全劑量的碘攝取上限。

# 抗癌效果

到目前為止，醫學界仍無法確定碘是否具有抗癌效果，部分研究顯示，飲食中攝取碘含量豐富的食物能夠降低罹患特定癌症的風險；另一部分的研究則顯示，攝取高碘食物會引發甲狀腺疾病、提高致癌風險。這兩個研究結果完全相反，究竟我們該相信哪一個呢？想要找出答案，我們唯有仰賴更多的研究、使用更嚴謹的研究方法才能揭曉「碘是否對特定幾類癌症具有防癌效果」謎底。

例如於第4章（P.100）強調的海藻類食品富含碘，而且出現在許多亞洲地區的日常飲食中，研究顯示，日本人食用的海藻量比西方國家高出25倍以上；不僅如此，日本人罹患乳腺癌和攝護腺癌的比例也比西方國家低。

根據動物和人體實驗的結果，碘補充劑能夠抑制良性和惡性腫瘤生長，在某些亞洲地區被用來治療乳腺結節、乳腺癌，且行之有年，食用高碘食物也是療程的一部分會，藉由碘幫助患者縮小結節和腫瘤大小。

其他研究顯示，碘會直接或間接對不同類型的癌細胞產生作用，導致癌症細胞凋亡（apoptosis，又稱 programmed cell death，是一種程序性的細胞死亡方式）。另外有個研究指出，某幾種類型的腫瘤含有較高的二十碳四烯酸（又稱花生四烯酸），是合成前列腺素的前驅物。前列腺素是引起發炎反應的元凶。腫瘤內所含的花生四烯酸越高，能合成的前列腺素就越高，更容易引發發炎反應。

根據研究結果，與正常細胞相比，癌細胞更容易因接觸碘而發生細胞凋亡，這也是碘被認為具有抗癌效果的原因之一，以下列出容易受碘影響的癌細胞種類：肺癌、胰臟癌、攝護腺癌、皮膚癌、神經（神經內分泌腫瘤）、脊髓癌、腦癌等。

有些研究發現碘能夠預防乳癌、降低罹患乳房纖維囊腫的機率[5]，不僅如此，許多國家的研究也發現女性缺碘會提高罹患乳癌和乳房纖維瘤的機率；然而，也有相反的研究結果指出，體內碘濃度過高會增加罹患乳癌、胃癌、或甲狀腺癌等癌症的風險。

最後得到的結論是，我們還需要更多可靠的臨床數據才能清楚了解碘的防癌、抗癌效果；此外，專家們仍在探討多少劑量的碘才不會對人體造成傷害，而是提供保護效果。

綜上所述，本書不建議讀者自行補充碘，如果你的家族中有癌症史，而且你也還不確定補充碘是否對自己有益，務必先找醫師談談，醫師會告訴你碘補充劑的優缺點，以及最新的醫療研究成果。

## 避免感染

數百年前碘就已被證實具有防腐性質，第一種以碘作為主要內容物的傷口消毒藥水叫做：盧戈氏溶液（Lugol's solution），由於

---

5  Saeed Kargar et al., "Urinary Iodine Concentrations in Cancer Patients," Asian Pacific Journal of Cancer Prevention 18, no. 3 (2017): 819–821, doi: 10.22034/ APJCP.2017.18.3.819; Shaohua He, "Iodine Stimulates Estrogen Receptor Singling and Its Systemic Level Is Increased in Surgical Patients Due to Topical Absorption," Oncotarget 9, no. 1 (2018): 375–384, doi: 10.18632/oncotarget.2063.

具有防腐功效，發明後隨即就被廣泛運用在美國南北戰爭中，直到1950年代新的消毒藥水發明後才較少被使用。早期的盧戈氏溶液用在傷口處理時會引起患部疼痛和刺激感，而且會使皮膚染色，因此並非理想的傷口護理用品。現在常用的碘消毒水是：聚維酮碘（povidone-iodine），使用起來更溫和、較不刺激傷口。[6]

　　許多實驗結果證實碘是有效的消毒劑，能夠抵抗各類病原體，例如：細菌、病毒、黴菌、酵母菌和單細胞生物等。不僅如此，碘還可以有效遏止某幾類具有抗藥性的細菌生長，例如：耐甲氧西林金黃色葡萄球菌（methicillin-resistant staphylococci）、綠膿桿菌（Pseudomonas aeruginosa），這兩類細菌在不少現行的抗生素療程中都有抗藥性。

　　在傷口處理上，碘已被證實比傳統的消毒藥水（如：硫酸銀[7]）更能夠預防細菌感染，但是卻有專家認為某幾類人不適合用碘消毒傷口，如：甲狀腺疾病患者、孕婦，或是新生兒。由於目前醫學上關於這幾類群體使用碘的安全數據非常少，因此才不建議使用。另外，專家也不建議大範圍燒傷、嚴重腎臟疾病患者使用碘相關產品。

　　如今，碘衍生出的消毒產品主要用於清潔．消毒皮膚傷口，用來降低表面的細菌生長和感染的風險。

---

6　Rose Cooper, "Iodine Revisited," International Wound Journal 4, no. 2 (2007): 124–37, doi: 10.1111/j.1742-481X.2007.00314.x.

7　H. Vermeulen, S. J. Westerbos, and D. T. Ubbink, "Benefit and Harm of Iodine in Wound Care: A Systematic Review, Journal of Hospital Infection 76, no. 3 (2010): 191–9, doi: 10.1016/j.jhin.2010.04.026.

# 增強免疫力

　　食物中提供的營養素一直以來都被視作維持健康的關鍵，我們的身體需要維生素和礦物質才可以正常地生長發育，不僅如此，我們的免疫系統也需要營養素才可以正常運作，反之，如果身體營養素不足，不僅免疫功能會下降，也容易感染特定疾病、自體免疫疾病、和其他慢性病。

　　我們的免疫系統主要有兩種模式抵禦外來病菌。第一種是「先天免疫」，是及時防禦警報系統，一旦偵測到外來病菌入侵，如：病毒、細菌、或其他病原生物，就會立即啟動。第二種是「適應性免疫」，是一連串的識別攻擊機制，當T細胞和B細胞（兩者皆屬淋巴球）辨識出外來入侵者的抗原時，會產生抗體對抗入侵者，並同時呼喊其他免疫細胞，群策群力消滅敵人。[8]

　　對抗某些疾病時，個人的營養健康狀態扮演著關鍵角色。如果狀況較佳，則有助於抵抗像是細菌或病毒性腹瀉、肺炎、麻疹等疾病；然而，對於其他幾類疾病如HIV愛滋病、病毒性腦炎、流感、破傷風等，狀況不佳也不會造成身體容易被感染。一般來說，如果想要強化自身免疫系統，研究表明可藉由服用維生素和礦物質提高免疫力，而且還有助於免疫系統修復、以及對抗細菌感染。

　　研究結果證實，碘化物能夠增強免疫力、協助免疫系統預防腫瘤形成、提升免疫系統對抗外來病原體的能力、以及清除體內感染

---

8　Saikat Mitra et al., "Exploring the Immune-Boosting Functions of Vitamins and Minerals as Nutritional Food Bioactive Compounds: A Comprehensive Review," Molecule 27, no. 2 (2022): 555, doi: 10.3390/molecules27020555.

源。[9]但同樣地，我們還需要更多臨床證據來了解碘如何增強人體內各個系統的免疫能力。

免疫調節劑是由免疫系統製造的天然物質，能夠幫助人體保持健康和抵禦入侵者。免疫調節劑有三種不同的類型，每一種都有各自的調節功能，依照其工作模式可分成：免疫增強劑、免疫抑制劑、免疫佐劑。顧名思義，免疫增強劑有助於刺激活化免疫系統、增強免疫反應；免疫抑制劑能夠抑制免疫反應，避免其失控演變成自體免疫疾病；免疫佐劑則可以增強免疫功能。

由於碘具備預防感染的特性，因此也是一種免疫調節劑，科學家認為碘能夠透過以下兩種方式協助免疫系統更順利地運作：排除化學物質和毒素、以及壓制體內某些自體免疫反應。另外還有研究指出，甲狀腺素會透過活化抗腫瘤免疫反應影響免疫系統運作。至於甲狀腺素的活絡程度則要由碘濃度來調節。

---

9　Mahmood Y. Bilal et al., "A Role for Iodide and Thyroglobulin in Modulating the Function of Human Immune Cells. Front Immunol," Frontiers in Immunology 8, no. 1573 (2017), doi: 10.3389/fimmu.2017.01573.

# 第 6 章

# 甲狀腺疾病與治療方式

　　讀到這裡，想必你已經了解飲食、年齡等因素會如何影響身體中的碘濃度變化，也了解碘不足或過量會引起的症狀。但是，甲狀腺疾病也可能由自體免疫疾病所引起。除此之外，其他原因像是家族病史、特定藥物、甲狀腺癌症治療，或其他甲狀腺疾病也會造成甲狀腺功能失調，碘只是其中一個原因。

　　甲狀腺疾病的治療方式，取決於疾病的不同原因和甲狀腺異常的程度。在某些情況下，醫師可能選擇僅監控你的甲狀腺功能，並在需要時為你治療。

　　本章將探討各種類型的甲狀腺疾病及其治療方式，包括碘的濃度變化如何影響甲狀腺功能。

　　請記住，若你正受甲狀腺疾病所苦，請尋求專業醫療人員的協助，不要先入為主地認為碘就是甲狀腺疾病的元兇，醫師會先幫你安排檢查找出病因，接著根據檢查結果做出診斷，再從各種治療選項中，選擇最有效且適合你的治療方式。

　　另外一件要記得的是：治療前記得問自己是否清楚了解療程，包括可能的副作用、療程、預期的治療效果。

　　接下來讓我們來看一下甲狀腺疾病的類型、症狀、診斷方式、以及治療方式。

　　請記住，本書並未列出所有甲狀腺疾病的病因和治療方式，醫師會根據患者的情況，與其討論最適當的治療方式，包括碘缺乏的診斷和飲食解決方案。以下是一些有關甲狀腺疾病的介紹。

# 甲狀腺功能低下

甲狀腺功能低下無法提供人體足夠的甲狀腺素，讓甲狀腺分泌不足的原因有很多，可能是缺碘、橋本氏甲狀腺炎（自體免疫疾病的一種）、放射性碘治療（用於治療甲狀腺功能亢進）、甲狀腺移除手術、腦下垂體或下視丘疾病、服用特殊藥物、甲狀腺炎、先天性甲狀腺功能低下。

症狀如下：

- 便祕
- 皮膚和頭髮乾燥
- 月經週期不順、經血過多、不易受孕
- 記憶力變差
- 體重增加

- 憂鬱
- 容易疲倦
- 怕冷
- 心跳變慢

## 甲狀腺功能低下的診斷方式

甲狀腺功能低下（hypothyroidism）的檢查項目包含影像檢查探測甲狀腺的結構有無異樣、抽血檢查血液中四碘甲狀腺素（T4）和甲狀腺刺激素（TSH）的濃度。如果血液中四碘甲狀腺素的數值偏低、甲狀腺刺激素的數值偏高，可能是甲狀腺功能低下，這也意味著患者的腦下垂體（pituitary gland）可能因為分泌過多促甲狀腺激素，而刺激甲狀腺運作。

若你有橋本氏甲狀腺炎，詳細症狀可參考本書第3、4章的介紹，醫師會先安排抽血檢查患者血液中甲狀腺激素濃度、三碘甲狀腺素和四碘甲狀腺素（T3和T4）的濃度。另外，考量到橋本氏甲狀腺炎是自體免疫疾病，醫師還會檢查患者體內的抗體數量，如果數量異常，表示體內抗體反噬攻擊患者的甲狀腺體，至今橋本氏甲狀腺炎還尚未有解決的方法。

## 甲狀腺功能低下的治療方式

甲狀腺低下的治療方式會依其成因而有所不同。如果是由碘攝取不足所引起，只要補充適量的碘即可讓甲狀腺恢復正常運作。同時，醫師會調整患者的飲食習慣以確保「碘均衡」，維持適當的碘濃度，能夠避免甲狀腺問題。但其他營養素也很重要，例如：鋅、維生素D和維生素B12等，若是攝取不足，也有可能會導致甲狀腺功能低下。

其他原因所造成的甲狀腺低下症如橋本氏甲狀腺炎，可透過服用左旋甲狀腺素（levothyroxine）獲得治療。左旋甲狀腺素是人工合成的甲狀腺素，可幫助人體製造四碘甲狀腺素。對於一些天生缺碘的病人來說，定期服用左旋甲狀腺素可穩定甲狀腺的功能。另外，左旋甲狀腺素也作為甲狀腺癌術後治療的一部分，用來抑制患者體內的甲狀腺刺激素（TSH）。

左旋甲狀腺素的劑量視情況而定，主要看患者甲狀腺低下的原因和本身的甲狀腺功能。服用方法：口服、每天一次，剛開始服用時劑量可能會每4週至6週調整一次，等到甲狀腺素數值穩定以後就不用再更改用量。要注意的是，只要服用甲狀腺素相關藥物就得定期抽血確保甲狀腺素維持在正常值以內，以免服用過多左旋甲狀腺素造成甲狀腺功能亢進。

特定的食物、藥物、營養補給品也會干擾並降低左旋甲狀腺素的功效，甚至還會提高引發副作用的風險。

然而，本書並沒有列出左旋甲狀腺素所有可能的交互作用反應，如需更多資訊，請諮詢醫師或藥劑師，他們能更詳細地解說副作用或交互作用。

與左旋甲狀腺素相互作用的藥物：

- 抗抑鬱劑，例：阿米替林（amitriptyline），合併使用會同時增強這兩種藥物的副作用。

- 抗癲癇藥物，例：卡巴氮平（carbamazepine）、苯妥英鈉（phenytoin），會降低左旋甲狀腺素的效用。

- 抗凝血劑，或稱血液稀釋劑，例：華法林（warfarin），會增加出血風險。

- 鈣片（calcium supplements），可能會降低左旋甲狀腺素的效用。

- 質子幫浦抑制劑（proton-pump inhibitors，簡稱PPI，治療胃酸倒流），例：耐適恩碇（esomeprazole—Nexium）、瘍寧膠囊（omeprazole—Prilosec）、泰克胃通口鎔碇（lansoprazole—Prevacid），同時服用可能會降低左旋甲狀腺素的效用。

- 抗生素，例：利福平（rifampin），可能會降低左旋甲狀腺素的效用。

另外一種能夠治療甲狀腺功能低下的藥物為乾燥甲狀腺劑，使用時機為人體無法產生足夠的三碘甲狀腺素和四碘甲狀腺素的時候。常見藥物像是甲狀腺素片（Armour Thyroid）則是豬的甲狀腺萃取物，同時含有三碘甲狀腺素和四碘甲狀腺素，也能用來治療甲狀腺腫大或是診斷其他甲狀腺疾病。

然而，某些患者可能不宜使用脫水甲狀腺素，例如：甲狀腺毒症患者，腎上腺疾病惡化患者等等。醫師會先與患者討論脫水甲狀腺素的優點與風險之後才會評斷是否該開此藥。

# 甲狀腺功能亢進

正如前面的章節中所提到，甲狀腺素過度活躍就會演變成甲狀腺功能亢進，可能的成因包括屬於自體免疫疾病的葛瑞夫茲氏病（Graves' disease）、甲狀腺結節過度活躍產生的毒性多結節性甲狀腺腫（toxic multinodular goiter）、腦下垂體腫瘤（pituitary gland tumor）。碘攝取過量也會造成甲狀腺功能亢進，但這十分少見。

甲狀腺功能亢進的症狀：

- 焦慮
- 易怒、情緒不穩定
- 頭髮、指甲容易斷裂
- 體重減輕

- 容易出汗
- 心跳變快
- 眼球突出（葛瑞夫茲氏病）
- 食慾增加

## 甲狀腺功能亢進的診斷方式

　　抽血檢查中如果發現是碘甲狀腺素的濃度偏高、甲狀腺刺激素的濃度偏低，表示甲狀腺可能分泌太過旺盛，這時醫師會進一步檢查患者體內是否帶有異常抗體，確認是否為像是葛瑞夫茲氏病般的自體免疫疾病。

　　甲狀腺功能亢進患者也會透過注射或口服的方式接受低劑量的放射性碘治療（碘-131或碘-123），這是醫師評估患者吸收放射碘效果的另一個方式，也是判斷是否有甲狀腺癌的一種方法。如果甲狀腺吸收大量的放射碘，患者的甲狀腺就會過度活躍，雖然大部分患者都不會有這樣的症狀，但醫師仍會在安排這項檢測前事先告知。

　　每一毫升的碘對比劑中（分為口服和靜脈注射兩種，又稱為顯影劑），含有140至400毫克的碘，通常用在含碘對比劑的檢查中，例：電腦斷層掃描（CT）和血管攝影檢查（angiography），診斷甲狀腺疾病的症狀。

　　然而，含有大量碘的碘對比劑不適合有甲狀腺疾病或是嚴重腎臟疾病的患者，如果目前患有甲狀腺疾病，務必告知醫師。

## 甲狀腺功能亢進的治療方式

　　如何治療甲狀腺功能亢進基本上取決於病因，治療方式從抑制甲狀腺分泌甲狀腺激素，到切除甲狀腺都有。如果是因為碘攝取過量造成，恢復碘平衡有助於甲狀腺再次正常運作，有時候患者可能需要服用藥物來治療甲狀腺功能亢進。

## 治療甲狀腺功能亢進的藥物

- 甲硫咪唑錠（methimazole，又稱 Tapazole）：醫師可能會開抗甲狀腺藥物抑制甲狀腺繼續分泌甲狀腺，用來解決甲狀腺功能亢進的症狀。

- 普樂治（propylthiouracil）：用來抑制甲狀腺分泌甲狀腺激素。

- 乙型阻斷劑（beta blockers，又稱乙型腎上腺素、β 受體阻滯劑）：用於控制甲狀腺功能亢進的症狀，例如：心跳加速和出汗。

如需更進一步的資訊，可向醫師諮詢甲狀腺功能亢進的相關藥物、使用方法、副作用等等。

## 放射性碘

放射性碘（碘-131）主要用來治療甲狀腺癌中的濾泡癌和乳突癌，也可用來治療甲狀腺功能亢進和甲狀腺腫大等疾病，通常是在其他治療方式都對患者無效時才會採用。在治療過程中，放射碘會被甲狀腺吸收，進而破壞組織細胞使其失去活性，因此甲狀腺便無法繼續分泌甲狀腺素。放射碘的服用形式有兩種：藥片或液體，放射碘對於患有特定甲狀腺疾病的患者特別有用，如：葛瑞夫茲氏病、毒性多結節性甲狀腺患者、良性分化之甲狀腺癌、毒性腺瘤。[1]服用放射碘之後，患者的甲狀腺功能會下降，可能需要每天服用合成的甲狀腺激素藥物。

## 開刀切除甲狀腺

對於罹患特定類型的甲狀腺癌患者，醫師會建議切除部分甲狀腺，或是全部摘除。例如：濾泡甲狀腺癌、甲狀腺髓質癌、乳突狀甲狀腺癌、以及尚未確定類型的甲狀腺癌。

根據美國甲狀腺協會發布的指南，如果腫瘤超過一公分就建議全部移除；反之，如果小於或剛好等於一公分，則只會建議切除部分甲狀腺葉片。[2]

然而，有些時候手術仍無法完全切除癌細胞，這時便會在手術後使用放射碘（碘-131）殺死剩餘的癌細胞。

患者接受放射性碘治療之後，需先隔離48小時避免與他人接觸。這是因為治療過程含有碘-131，未經甲狀腺吸收的放射性碘會透過尿液、汗水、唾液、和其他體液排出，整個過程大約需要一週，而且可能對任何與患者有肢體接觸的人造成身體上的負面影響。

不管是移除部分甲狀腺或是全部摘除都會使甲狀腺功能低下，一旦患者體內無法自行製造甲狀腺，就必需每日服用人工合成的甲狀腺素。

---

1　Han Shuwen et al., "Nine Genes Mediate the Therapeutic Effects of Iodine-131 Radiotherapy in Thyroid Carcinoma Patients," Disease Markers 2020 (2020): 9369341, doi: 10.1155/2020/9369341.

2　Robert C. Smallridge et al., "American Thyroid Association Guidelines for Management of Patients with Anaplastic Thyroid Cancer," Thyroid 22, no. 11 (2022): 1104–1139, doi: 10.1089/thy.2012.0302.

## 甲狀腺結節和甲狀腺癌

　　甲狀腺結節是甲狀腺上的腫塊，可以是固狀物體或是含有組織液的突起物。形成甲狀腺結節的原因有很多，例如：橋本氏甲狀腺炎、碘缺乏症、離子輻射治療[3]；其他原因包含抽菸、肥胖、酗酒、子宮纖維瘤、甲狀腺腫大、以及代謝方面的疾病。

　　比起男性，女性更容易形成甲狀腺結節，大多數是良性的[4]，只有一小部分可能會惡化成癌症，跟女性比起來，男性則更容易得到甲狀腺癌。一般來說，小型的結節不容易被察覺，也不會造成任何不適；但大型的結節可能會讓甲狀腺腫大，造成患者吞嚥困難、呼吸困難、疼痛。形成結節會使甲狀腺功能失調，變得過度分泌、或分泌不足，進而導致甲狀腺功能亢進或是低下。

　　甲狀腺癌在成人中十分罕見，只有百分之四至六的成年人會罹患此癌症，雖然在孩童中的罹患機率也不高，但症狀通常比成年人還更嚴重[5]，甲狀腺癌屬於孩童最容易罹患的內分泌癌症類型，症狀是聲音沙啞、吞嚥困難、頸部上形成腫塊。

## 甲狀腺結節的診斷方式

　　由於甲狀腺功能異常鮮有明顯的症狀，通常是在其他健檢項目

---

3　Edgar A. Zamora, Swapnil Khare, and Sebastiano Cassaro, "Thyroid Nodule," in StatPearls (Treasure Island, FL: StatPearls Publishing, 2022).

4　Bryan R. Haugen, et al., "2015 American Thyroid Association Management Guidelines for Adult Patients with Thyroid Nodules and Differentiated Thyroid Cancer: The American Thyroid Association Guidelines Task Force on Thyroid Nodules and Differentiated Thyroid Cancer," Thyroid 26, no. 1 (2016): 1–133, http://doi.org/10.1089/ thy.2015.0020.

5　Vera A. Paulson, Erin R. Rudzinski, and Douglas S. Hawkins, "Thyroid Cancer in the Pediatric Population," Genes (Basel) 10 no.9 (2019): 723, doi: 10.3390/ genes10090723. PMID: 31540418; PMCID: PMC6771006.

中才會被診斷出來。但是，如果身體出現以下幾種症狀：明顯的體重變化、容易怕冷或怕熱、容易感到疲倦或亢奮、或是情緒，請與醫師聯絡做進一步的檢查。

除了上述症狀以外，如果出現腫塊或是其他任何症狀，醫師會進一步安排檢查確認是否有甲狀腺結節。

檢查項目包括：

◎ 影像檢查（電腦斷層掃描、超音波、放射性碘檢測）
◎ 甲狀腺功能檢查（TSH）
◎ 活體組織切片檢查

## 甲狀腺結節的治療方式

甲狀腺結節的治療方式取決於檢查結果。如果甲狀腺素濃度沒有明顯變化，結節又是良性，醫師可能只會持續追蹤而不會主動治療。然而，若是甲狀腺素失衡，醫師可能就會開立相關藥物，如：治療甲狀腺功能低下的左旋甲狀腺素。

## 甲狀腺癌的治療方式

在少數案例中，甲狀腺結節可能會演變成癌症，如果被診斷出甲狀腺癌，醫師會與患者共同協商出適合的療程，並告知患者預期的治療結果。

治療方式包括：

◎ 開刀切除腫瘤。
◎ 放射性碘治療：腫瘤切除手術以後利用放射碘破壞甲狀腺

細胞使其失去活性，避免癌細胞持續生長。

🥬 在診斷期間，甲狀腺沒有攝取碘，並已擴散至身體的其他部位時（用於無分化甲狀腺癌和髓質甲狀腺癌），外部束放射治療可用來殺死癌細胞或減緩癌症的進度[6]。

2022年的一份研究顯示，飲食中吃進大量超加工食品的人有很高的機率會罹患亞臨床甲狀腺功能亢進[7]，這個疾病會讓甲狀腺過度活躍，只是還沒有到顯示臨床症狀的程度。另外，亞臨床甲狀腺功能亢進也會增加罹患心臟相關疾病的風險，例如：心房顫動（心律不整），進而提升中風、心臟衰竭、甚至是死亡的風險。

我們會在第7章討論日常飲食中十分重要的營養素，對於保持健康的甲狀腺、維持甲狀腺素和碘濃度的均衡中扮演關鍵角色。

## 碘缺乏的治療方式

醫學上有各種類型的碘治療，包括放射性碘治療、營養補充劑、含碘食物。要注意的是，對於有甲狀腺相關疾病的病史，或是患有地方性碘缺乏症的患者來說，更容易因體內碘失衡而罹患其他甲狀腺疾病，例如：食用碘含量超標的補充劑。碘缺乏症的治療依每個人體中碘的濃度和其他相關因素而異。

---

6  American Cancer Society, "External Beam Radiation Therapy for Thyroid Cancer," 2019, https://www.cancer.org/cancer/thyroid-cancer/treating/external-beam- radiation.html.

7  Juanjuan Zhang et al., "Ultra-Processed Food Consumption and the Risk of Subclinical Thyroid Dysfunction: A Prospective Cohort Study," Food Function 13, no. 6 (2022): 3431–3440, doi: 10.1039/d1fo03279h; Christine Baumgartner et al., "Thyroid Function Within the Normal Range, Subclinical Hypothyroidism, and the Risk of Atrial Fibrillation," Circulation 136, no. 22 (2017): 2100–2116, doi: 10.1161/ CIRCULATIONAHA.117.028753.

治療方式包括：

- 增加飲食中的含碘量
- 營養補給品
- 使用含有「碘」的鹽
- 治療甲狀腺疾病

對於輕度碘缺乏症患者，醫師會根據個人健康情況決定合適的治療方式，如果患者沒有高血壓或是其他需要特別注意鹽份攝取的疾病，醫師可能會建議患者食用含碘鹽，不僅如此，可能也會建議患者增加飲食中含碘的食物。於第7章會有更深入的討論。

至於中度或重度的碘缺乏症患者，治療方式則取決於患者體內碘的濃度，以及考量其否有其他疾病。醫師可能會因此建議患者使用碘補充劑，由於補充劑種類繁多，而且品質、純度、效力會依各家產品而有所不同。在第8章中會討論飲食方面的補充劑。

如果你在備孕期間，或是正在餵母奶，請和婦產科醫師談談，了解自身的碘濃度和碘需求量、以及是否該補充加了碘的綜合維他命。另外，也可以和醫師討論如何從日常飲食中攝取足夠的碘。

估算碘攝取量的一個小撇步就是檢查每一樣吃進去食物的含碘量。這麼做可以幫助你判斷自己是否缺碘，與你的醫師討論飲食，吃素或是不吃乳製品。

新生兒出生後就會進行甲狀腺功能檢測，如果缺碘就會給予他們甲狀腺素補充劑。然而，某些新生兒可能因為甲狀腺運作情形不佳得終生仰賴甲狀腺素補充劑。

# 碘過量的治療方式

　　大部分的人很少會發生身體中的碘濃度過高而影響到健康狀況。但是，對於曾有過甲狀腺疾病的患者，或是曾患有碘缺乏症的患者，這兩類人更容易有碘過量的情形，就算碘含量只是稍微增加也會造成具體影響。

　　碘過量的治療方式取決於體內的碘濃度和其他因素。整體來說，治療方式與碘缺乏症相反。

　　治療方式包括：

- 改變飲食習慣：降低碘的攝取量，避免些微超出正常值（避開海鮮、特定乳製品、海帶）。
- 停止服用碘補充劑（這項只對有在服用的患者適用）。
- 甲狀腺疾病的治療方式：例如：甲狀腺亢進、甲狀腺低下、葛瑞夫茲氏症。
- 避免吃進含有「碘」的鹽。
- 嚴重「碘」中毒：使用活性碳避免身體吸收過量的碘，並採取輔助性措施（例：呼吸器）來緩解呼吸困難和管理健康狀況。

　　對於碘攝取過量而發展出輕度甲狀腺功能低下的患者，醫師可能會建議他們降低飲食中的含碘量，有時候只是如此就可以解決問題了。然而有些患者的情形比較嚴重一點，醫師就會開甲狀腺藥物來調節其甲狀腺功能，其中有些患者需要長期服用才能維持甲狀腺正常運作。

前面提過，如果是葛瑞夫茲氏病患者醫師可能會建議其服用抗甲狀腺藥物，例如：甲硫咪唑錠（methimazole）、丙硫氧嘧錠（propylthiouracil）、放射性碘治療，或甲狀腺手術。

　　如何治療碘過量還是要依個人病情而定。醫師會依患者的情況討論可行的治療辦法。

　　碘是人體不可或缺的微量元素，許多醫療專家不斷強調碘的功效。但請記住，過量攝取反而會造成身體的負面影響，有甲狀腺病史的人尤其更需要評估風險。因此，在補充碘之前，應該先諮詢醫師的建議。醫師會根據你的健康狀況，分析攝取碘對你的影響，避免造成身體的負擔。

# 第7章
# 碘的飲食來源

讀到這裡，相信你已經知道攝取適量的碘有助於甲狀腺正常運作分泌甲狀腺素，甲狀腺素是調節生理機制的重要角色，例如：大腦、身體能量系統和體溫等。

碘和硒是人體所需的重要微量營養素，會影響甲狀腺功能以及甲狀腺刺激抗體的能力。身體缺碘或缺硒都可能會引發葛瑞夫茲氏病等自體免疫疾病，也有可能會改變其病況發展。

你的身體主要是透過飲食獲取碘，碘的常見的形式包括碘化物、碘酸鹽、有機碘化合物。儘管甲狀腺不需要很多碘即可正常運作，但日常飲食中如果沒有持續攝取適量的碘，還是會引起碘缺乏症。另一方面，若時常攝取高「碘」食物，則可能讓自己陷入碘過量的危機。

如同前面的章節討論過的，碘的濃度會影響甲狀腺功能，過高或過低都會使甲狀腺分泌失衡並引發相關疾病，例如：甲狀腺結節、甲狀腺腫大等等。日常飲食中最常見的含碘食物為：加碘鹽、乳製品、麵包、特定幾類的海鮮。

你可能會感到疑惑：加碘鹽問世已久，而且大多數家常料理都會使用，為什麼還會有碘缺乏症呢？本書已經簡單探討過幾個造成碘缺乏症的原因，包括：缺乏營養的食物、土壤和水質條件低下、因健康因素而避開食用鹽巴、或是遵循某種特定的飲食方式。

但是，若能清楚了解食物中碘的來源、以及檢視個人飲食習慣，將有助於自我評估是否需要調整飲食以攝取足夠的碘。

# 碘的參考攝取量

群體和個人的碘參考攝取量難以界定，其中一個原因是目前醫界對於要攝取多少碘才夠，缺乏一致的定義共識。為了解決這個問題，科學家建議使用平均需求量（AR）衡量群體的碘需求量。[1]平均需求量的定義為：在某段期間內，可滿足半數健康人口的每日平均碘攝取量。另一方面，平均攝取量加上國人膳食營養素參考攝取量則被共同定義為：可滿足絕大部分人口（98%）的每日平均碘攝取量。[2]由此可見，不同的定義方式不僅會造成混淆，也會讓人誤判衡量碘濃度的數據。

正如我們之前提到的，某些時候人體對碘的需求量會上升，只要沒有吃進足夠的碘，身體就會陷入缺碘危機。另外，如果沒有攝取加碘鹽或其他常見的含碘食物，例：乳製品、海鮮、麵包，也很有可能會缺碘。

根據美國國人碘參考攝取量的建議，成人每日碘的攝取量為150毫克、孕婦220毫克，哺乳中的婦女290毫克。然而，要從每日

1　Maria Andersson and Christian P. Braegger, "The Role of Iodine for Thyroid Function in Lactating Women and Infants," Endocrine Reviews 43, no. 3 (2022): 469–506, doi: 10.1210/endrev/bnab029.

2　Christine Baumgartner et al., "Thyroid Function Within the Normal Range, Subclinical Hypothyroidism, and the Risk of Atrial Fibrillation," Circulation 136, no. 22 (2017): 2100-16, doi: 10.1161/CIRCULATIONAHA.117.028753.

飲食中推算出實際吃進多少碘並不容易，所以世界上很多人在不自覺的情況下輕微缺碘，這也是碘參考攝取量指南需要解決的難題。

在美國，由於不是每個食品都標有含碘量，而且政府也沒有規定廠商一定要在營養成分中標上碘，因此難以預估食物的含碘量。直到2019年美國農業部（USDA）才將碘收錄在營養成份的數據庫中。如果你想更進一步了解，可以在美國農業部的食品數據中心輸入查詢不同食物，以更了解有關營養成份的資訊。[3]

除此之外，研究顯示同一種食物中的含碘量會隨時間改變而不盡相同，無法單單從日常飲食中知道自己到底吃了多少碘，這點無疑增加了估算每日平均碘攝取量的難度。科學家認為造成這種差異的原因可能是：不同的耕種方式、食物處理、季節變化、種植地點、烹調方式。舉例來說，海帶雖然含碘量很高，但特定幾類煮熟後卻降低含碘量高達99%。

沒有標示碘含量的確讓人難以計算每日吃進多少碘，但如果不是在進行嚴格的飲食管理的話，實際上應該能從日常飲食中攝取到足夠的碘。

維持碘平衡的關鍵就是確保飲食要營養均衡、包含各式各樣的含碘食物，然而要記得，前面提過的蔬菜和水果的含碘量過低，所以並非理想的含碘食物。

但是，如果你正在進行飲食管理，可能就需要額外補充碘以免身體缺碘。我們會在第8章中討論碘補充劑的種類、以及如何從各家產品中進行選擇。

---

3　Go to https://fdc.nal.usda.gov/ to try out the USDA's FoodCentral search.

# 各類含碘食物

在美國，任何添加入食物中的碘都被視為食品添加劑（food additive）[4]，標籤上必須列出食物中碘的每日攝取量百分比（DV），然而，美國食品藥物管理局（FDA）對膳食補充劑的規定比較寬鬆，所以這項規定並不適用於膳食補充劑。

乳製品屬於含碘量極高的食物[5]，根據研究估計，乳製品提供了人體13％～64％的碘[6]，這個百分比在美國則提升至50％。事實上，一杯牛奶可以提供高達57％的每日碘攝取量，但是不同牛奶產品中的碘含量變化非常大，這個因素再次增加計算每日碘攝取量的難度，對於容易得到甲狀腺疾病的人來說更是難上加難。

---

4　P. R. Trumbo, "FDA Regulations Regarding Iodine Addition to Foods and Labeling of Foods Containing Added Iodine," American Journal of Clinical Nutrition 104, supplement no. 3 (2016): 864S–67S, doi: 10.3945/ajcn.115.110338.

5　Janet M. Roseland et al., "USDA, FDA, and ODS-NIH Database for the Iodine Content of Common Foods," (2022), https://www.ars.usda.gov/ARSUSERFILES 180400535/DATA/IODINE/IODINE%20DATABASE_RELEASE_2_DOCUMENTATION PDF.

6　Olivia L. van de Reijden, Michael B. Zimmermann, and Valeria Galetti, "Iodine in Dairy Milk: Sources, Concentrations and Importance to Human Health," Best Practice & Research Clinical Endocrinology & Metabolism 31, no. 4 (2017): 385–395, doi: 10.1016/j. beem.2017.10.004; Janet M. Roseland et al., "Large Variability of Iodine Content in Retail Cow's Milk in the U.S.," Nutrients 12, no. 5 (2020): 1246, doi: 10.3390/ nu12051246.

## 食物分類和碘含量

| 食物 | 碘含量 |
|------|--------|
| 乳類製品 | 希臘優格 51 微克 |
| 蛋 | 凍乾雞蛋粒 274 微克<br>蛋黃凍乾 349 微克<br>生蛋黃 177 微克 |
| 蔬菜 | 蔬菜的含碘量均小於 10 微克 |
| 水果 | 水果的含碘量均小於 5 微克 |
| 海鮮 | 龍蝦 185 微克<br>軟體動物 104 微克<br>黑線鱈魚 227 微克 |
| 肉類 | 雞肉或是牛肉 < 5 微克 |
| 全穀類 | 使用加碘鹽調味的義大利麵 29 微克 |
| 海藻類 | 乾海苔 2,320 微克 |
| 速食 | 使用麵糰調理劑的起司漢堡 278 微克<br>火腿蛋起司鬆餅 25 微克 |
| 烘焙食品 | 使用麵糰調理劑的原味餐包 1,196 微克<br>使用麵糰調理劑的白吐司微克 693 微克 |

影響食物中含碘量的原因：

✑ 牛奶的殺菌加工技術

✑ 讓動物吃容易使甲狀腺腫大的蔬菜[7]

---

7　W. P. Weiss et al.,"Effect of Including Canola Meal and Supplemental Iodine in Diets of Dairy Cows on Short-Term Changes in Iodine Concentrations in Milk," Journal of Dairy Science 98, no. 7 (2015): 4841–4849, doi: 10.3168/jds.2014-9209.

🌰 動物吃草的地方（輪牧地區 vs 海邊地區）

🌰 有吃碘補充劑的動物

🌰 季節因素（市售牛奶在冬季的含碘量比夏季高）

　　舉例來說，一項研究顯示食用油菜飼料的牛碘含量最低，食用其他類型的飼料或是碘補充劑的牛則含有較高的碘。雖然美國有限制給予牛隻碘補充劑的量，但卻沒有限制飼料中的碘含量，因此造成乳製品中的碘含量有所變化。

　　2022年的總體飲食研究營養報告，分析了2018～2020年間美國食品中的營養素和污染物數據，該報告由美國農業部與其他美國政府機構一同合作完成，包括國家衛生研究院的膳食補充劑辦公室和美國食品和藥物管理局的食品安全和應用營養中心。此報告詳細列出各種食品中的營養成分。研究人員目前正在分析數據，以了解更多如碘的微量營養素，確定過去是否有所變化。這份報告由數個跨部門的政府機構通力合作，其中包括：美國國家衛生研究院暨膳食補充劑辦公室、食品藥物管理局暨食品安全營養中心。目前研究人員正在分析相關數據，以了解更多有關碘等微量營養素的資訊，以及各項食物中的碘含量是否隨時間改變。

　　2001至2012年間的全國健康與營養調查（National Health and Nutrition Examination Survey，簡稱NHANES）發現在這十二年間美國國人缺碘的情形逐年增加，而且正值生育年齡的女性、黑人、年輕人這三類族群則有輕度缺碘的跡象。[8]

---

8　Kyun Won Lee et al., "Changes in Iodine Status Among US Adults, 2001–2012," International Journal of Food Sciences and Nutrition 67, no. 2 (2016): 184–94, doi: 10.3109/09637486.2016.1144717.

我們希望「全飲食營養研究報告」的分析會帶來更多新的資訊，幫助我們更加了解食物中碘的來源，還有大部分人是否維持碘均衡。

## 誘發甲狀腺腫的食物

第3章曾提過，「致甲狀腺腫因子」（goitrogens）一詞指的是容易引起甲狀腺腫大或腫脹的食物，這類型的食物會阻礙甲狀腺獲取碘和其他必要的營養素，以致於無法生成甲狀腺素。致甲狀腺腫因子通常不會妨礙甲狀腺的功能運作，只有少部分的人才會因為經常大量食用這類食物而增加罹患碘缺乏症和甲狀腺疾病的風險。

容易引起甲狀腺腫大的食物包括花椰菜、青花菜、抱子甘藍、羽衣甘藍、寬葉羽衣甘藍，以及其他同屬十字花科的蔬菜。除此之外，豆類製品因為含有異黃酮，也會阻礙甲狀腺激素的產生。

十字花科蔬菜的好處為富含抗癌物質，研究顯示其中的抗氧化劑和膳食纖維能夠有效抵抗癌細胞形成及惡化。[9]其實大部分的十字花科蔬菜所含的致甲狀腺腫因子濃度都不高，但抱子甘藍、寬葉羽衣甘藍、和某幾類的俄羅斯甘藍卻是例外。

---

9   Peter Felker, Ronald Bunch, and Angela M. Leung, "Concentrations of Thiocyanate and Goitrin in Human Plasma, Their Precursor Concentrations in Brassica Vegetables, and Associated Potential Risk for Hypothyroidism," Nutrition Reviews 74, no. 4 (2016): 248–58, doi: 10.1093/nutrit/nuv110; Ahmad Faizal Abdull Razis and Noramaliza Mohd Noor, "Cruciferous Vegetables: Dietary Phytochemicals for Cancer Prevention," Asian Pacific Journal of Cancer Prevention 14, no. 3 (2013): 1565–70, doi: 10.7314/apjcp.2013.14.3.1565; Michael Kob, "Cruciferous Vegetables and the Thyroid Gland: Friends or Foes?" Complementary Medical Research 25, no. 1 (2018), doi: 10.1159/000488417.

目前很少有研究探討致甲狀腺腫因子食物與甲狀腺疾病之間的關係，較為著名的是2010年中國的一項研究描述一位88歲的婦人，在連續幾個月每天食用1至1.5公斤的生白菜後，出現了黏液性水腫昏迷。[10] 這個例子很極端少見，而且在相關文獻中也只有這件。

黏液性水腫昏迷的發病原因為甲狀腺功能低下、造成甲狀腺素嚴重分泌不足，進而導致心跳減慢、呼吸困難、休克，最後陷入昏迷。不僅如此，患者的外觀也會變得腫脹，例如：臉部、眼睛、嘴唇、舌頭、和皮膚等等。黏液性水腫昏迷又稱作黏液性水腫危機，被視為一種醫療緊急情況。

如果你目前患有甲狀腺疾病，或是中重度碘缺乏症，與醫師討論你的飲食習慣是個不錯的辦法，至少到目前為止還沒有研究證據顯示吃十字花科蔬菜會對甲狀腺功能不利，這是因為經過水煮或烹煮過的十字花科蔬菜含有較低的致甲狀腺腫因子。

另外，飲食中如果包含許多大豆類食品，例如：豆腐、豆餅、豆漿、味噌等，對健康也十分有益。研究顯示食用大豆類食品可些微降低總膽固醇（total cholesterol）和低密度膽固醇（LDL cholesterol），也能適度降低女性更年期熱潮紅的情況，以及減少高血壓和乳癌的風險。[11] 然而，目前還不了解食用豆類食品會對甲狀腺疾病患者和缺碘症患者有何影響。至於先天性甲狀腺功能低

---

10  Michael Chu and Terry F. Seltzer, "Myxedema Coma Induced by Ingestion of Raw Bok Choy," The New England Journal of Medicine 362, no. 20 (2010): 1945–6, doi: 10.1056/NEJMc0911005.

11  Christopher R. D' Adam and Azieie Sahin, "Soy Foods and Supplementation: A Review of Commonly Perceived Health Benefits and Risks," Alternative Therapies in Health and Medicine 20, no. 1 (2014): 39–51, PMID: 24473985.

下、且正在服用左旋甲狀腺素的嬰兒，如果配方奶的成份中以大豆為主，那麼則需要調整左旋甲狀腺素的劑量以管控甲狀腺功能低下。

如果你的甲狀腺功能正常，均衡攝取豆類食品並不會增加你罹患甲狀腺疾病的風險；同樣地，如果你目前患有甲狀腺疾病、且正在服用藥物，只要不是過量食用，基本上不會引起任何健康問題。但是無論如何，還是要先和醫師確認自己適合的大豆攝取量。由於大豆製品的生產過程包含加熱、浸泡、發酵等程序，因此會降低致甲狀腺腫因子的含量。

# 高碘含量的食物

如前面提過的，一般來說，高「碘」食物包括乳製品、各類海鮮和海藻。通常只要飲食均衡多樣，大部分的人都能藉由食物獲取足夠的碘。

根據2022年「全飲食營養研究報告」數據公布了新的碘含量排行榜（見下表），從表格中可以看到水果和蔬菜的碘含量極低。再次叮嚀，這份表格主要是用來自我衡量飲食方式和碘攝取量，上面所列的碘含量數據基本上只能當作參考，每個食物實際的含碘量還是會因不同因素（例如：季節、添加的防腐劑、食物保存手法等）而有差異。

## 2018-2020 根據美國食品藥物管理局公布的
## 「全飲食營養研究報告」[12]

### 紅肉／白肉／魚／蛋

| | |
|---|---|
| 冷凍魚條／魚餅 | 507 微克 |
| 烤鱈魚 | 1,696 微克 |
| 法蘭克福香腸（純牛肉／牛豬混合） | 533 微克 |
| 水煮蛋 | 673 微克 |
| （波隆那）午餐肉 | 187 微克 |
| 即食甜蝦 | 141 微克 |
| 鮭魚 | 122 微克 |
| 鮪魚罐頭 | 106 微克 |
| 義大利香腸 | 97 微克 |
| 蛤蜊濃湯罐頭 | 109 微克 |

### 其他食物

| | |
|---|---|
| 素食漢堡 | 95 微克 |
| 水果冰棒 | 2,268 微克 |
| 牛奶巧克力棒 | 433 微克 |
| 蛋白粉 | 977 微克 |
| 葡萄柚汁 | 157 微克 |
| 南瓜派 | 277 微克 |

---

12  The latest FDA Total Diet Study was published in 2022
   (FDA.gov/media/159751/download) and is based on data from 2018-2020.

| | |
|---|---|
| 全脂牛奶 | 300 微克 |
| 低脂優格 | 270 微克 |
| 奶油乳酪 | 240 微克 |
| 蒙特利傑克乳酪 | 413 微克 |
| 加工起司 | 457 微克 |
| 莫札瑞拉起司 | 500 微克 |
| 低脂起司 | 423 微克 |
| 酸奶油 | 290 微克 |
| 瑞士起司 | 1,505 微克 |
| 一半鮮奶一半鮮奶油 | 296 微克 |
| 香草奶昔 | 360 微克 |

**麵包類**

| | |
|---|---|
| 切片白吐司 | 2,674 微克 |
| 切片全麥吐司 | 1,282 微克 |
| 麵包屑 | 1,117 微克 |
| 漢堡麵包／熱狗麵包 | 4,034 微克 |
| 自製玉米麵包 | 383 微克 |

　　由於上面提過的各種因素，所以我們很難精準地測量每個食物中的碘含量。除此之外，對於碘需求量較高的人，例如：懷孕或哺乳期的婦女，也沒有一套明確的準則列出最佳的碘攝取量。如此一

來，如果只有仰賴「全飲食營養研究報告」所公布的食物含碘量，在調查碘濃度不穩定的群體時可能產生評估差距，無法得出適合他們的碘需求量。

食物的營養分析本身也有限制，可能無法單獨用來評估碘濃度不穩定群體的缺碘情形。此外，數據收集方法和水平變化的可能原因進一步的解釋，更能有助於提升人們對食物含碘量的認識，與了解為何同一種食物卻有不同的含碘量。

均衡攝取各類含碘豐富的食物能讓你的身體保持碘平衡，如果你覺得飲食無法提供足夠的碘，或是覺得身體出現碘缺乏症的徵兆，請與醫師談談，他們會幫你檢查碘的濃度和甲狀腺功能。

根據美國疾病管制署的「全飲食分析」，特定幾類的麵包屬於高碘食物，如白麵包、漢堡、熱狗麵包、和全麥麵包。研究人員認為原因可能與加在麵糰裡的含碘麵糰調節劑有關，有些樣品麵包中會添加這種物質。另外，水果口味的冰棒含碘量也很高，至於這碘研究人員則認為是添加了含碘的食品色素3號。

從以上這些例子中，想必你已經了解碘與食物的關係密不可分，在許多意想不到的食物中都可發現碘的存在，而造成這個的原因也就是前面提過的各種食物處理方法：食品加工、殺菌過程、作為動物飲食補充劑等等。[13]

---

13 Food and Drug Administration, "FDA Total Diet Study (TDS)," FDA.gov, https:// www.fda. gov/food/science-researchfood/total-diet-study; Abby G. Ershow et al., "Development of Databases on Iodine in Foods and Dietary Supplements," Nutrients 10, no. 1 (2018): 100, doi: 10.3390/nu10010100.

# 特殊飲食

大部分的人只要均衡飲食就能攝取足夠的碘，若你有特殊飲食需求，而且不會吃太多含碘食物，就可能會面臨較高的缺碘風險。

例如，如果你避免以下幾類食物，可能會讓你的身體缺碘：

- 乳類製品
- 海鮮
- 全穀雜糧類
- 雞蛋、肉類（紅肉、白肉）

現今很多人都有特殊的飲食習慣，比如說吃純素、或是素食的人，因此留意吃下肚的食物含有多少碘十分重要，這樣才能確保自己攝取足夠的碘。

雖然很少有研究評估特殊飲食對碘的濃度影響，但先前的一些研究指出，比起飲食豐富多變、且魚肉蛋都吃的人相比，吃蛋奶素和純素的人體內的碘濃度相對較低。[14]

一項 2020 年的研究回顧探討來自各個工業國家的人身體中的碘含量，研究對象超過 127,000 人，研究顯示，純素食者體內的碘含量最低，再來是素食者，比起非素食者，素食者比較容易輕度或中度缺碘。依據世界衛生組織的標準，每人每日建議碘攝取量為

---

14　Victor R. Preedy, Gerard N. Burrow, Ronald Watson (Eds.), Comprehensive Handbook of Iodine: Nutritional, Biochemical, Pathological and Therapeutic Aspects. Cambridge, MA: Academic Press, 2009; M Krajcovicová-Kudláčková et al., "Iodine Deficiency in Vegetarians and Vegans," Annals of Nutrition and Metabolism 47, no. 5 (2003): 183–5, doi: 10.1159/000070483. PMID: 12748410.

150微克，絕大部分的純素食者和素食者都沒有達標，相對地，非素食者卻只有17%沒有達到標準而已。[15]

純素食者會限制攝取乳製品、肉類、魚和蛋，因此罹患碘缺乏症的風險比較高。[16]另一項研究發現蛋奶素者比非素食者罹患甲狀腺功能低下的機率高出9%。

此外，飲用替代性乳品和非強化植物性飲食也會增加甲狀腺功能低下的風險，尤其對於罹患碘缺乏症比率較高地區的人，更需要注意這一點。

替代性乳品（如大豆、杏仁等）和植物性食品的製造商應該在標籤上標明碘含量，以幫助消費者了解辨別碘的來源。

如果你是全素食者，那可能需要食用其他富含碘的食物、或是服用碘補充劑讓自己不缺碘。請記住，過量食用含碘量很高的海藻類食品，或服用未標示碘含量的碘補充劑並不會解決問題，反而可能會碘攝取過量、或是重金屬中毒。

除了碘以外，研究顯示鐵和硒同樣是調節甲狀腺分泌的重要角色。[17]不論你是純素食者、還是素食者，請確保自己充份獲取這三個營養素。另外研究也指出，攝取足夠的硒和碘對自體免疫性甲狀

---

15　Elizabeth R. Eveleigh et al., "Vegans, Vegetarians, and Omnivores: How Does Dietary Choice Influence Iodine Intake? A Systematic Review," Nutrients 12, no. 6 (May 2020): 1606, doi: 10.3390/nu12061606. PMID: 32486114; PMCID: PMC7352501.

16　Martin Světnička and Eva El-Lababidi, "Problematics of Iodine Saturation Among Children on the Vegan Diet," Casopis Lékaru Ceských (Journal of Czech Physicians) 160, no. 6 (2021): 237–241, English, PMID: 35045716.

17　Margaret P. Rayman, "Multiple Nutritional Factors and Thyroid Disease, with Particular Reference to Autoimmune Thyroid Disease," The Proceedings of Nutrition Society 78, no. 1 (2019): 34–44, doi: 10.1017/S0029665118001192.

腺炎有保護作用。[18]

　　現在越來越多的人選擇吃素，但因為水果和蔬菜的碘含量較低，所以必須輔以其他碘含量較高的食物，才能維持健康的碘均衡。嬰兒和孩童也需要足夠的碘來確保正常發育生長和維護甲狀腺健康，以避免因長期缺碘而罹患甲狀腺疾病。

　　如果你正在執行特殊的飲食方法，需要進一步的幫助，請直接與組織聯絡，他們會幫助你與居住地的專業醫療人員聯繫，進而制定出一套保持碘均衡的個人飲食指南。

---

18　Edoardo Guastamacchia et al., "Selenium and Iodine in Autoimmune Thyroiditis," Endocrine, Metabolic & Immune Disorders Drug Targets 15, no. 4 (2015): 288–92, doi: 10.2174/1871530315666150619094242.

# 第8章

# 誰需要補充碘？

不是每個人都需要碘補充劑，而是要視身體狀況而定，例如：碘濃度、缺碘症狀、罹患其他疾病與否等其他種種因素（例如懷孕）。如前面章節討論過的，碘缺乏可能會引發甲狀腺功能低下，進一步造成腦部或身體發育的永久性發展障礙，這現象在嬰兒時期和之後的發育階段中十分常見。碘缺乏症是公認最常見的可預防性大腦異常疾病。

綜合前面的討論，以下幾種人可能比較需要使用碘補充劑：

- 懷孕或哺乳期中缺碘的婦女（根據醫師建議）
- 身體缺碘的純素食者、素食者
- 居住在缺碘比例較高地區的人
- 無法獲取加碘鹽、並且患有碘缺乏症的人

如同前一章說過的，大部分的人都可以藉由飲食獲取足夠的碘，只要常常食用加碘鹽和搭配富含碘的食物即可（詳見第7章的含碘食物列表），但如果你沒有吃進足夠的含碘食物，可能就需要服用碘補充劑。

一般來說，只要出現碘缺乏的症狀、或是醫師認為你可能患有甲狀腺疾病，醫師就會幫你安排檢查檢測碘和甲狀腺腺素的濃度。

缺碘的治療視症狀的嚴重程度而定，如果只是輕微缺碘，醫師可能會建議你去找飲食保健專家或營養師諮詢，利用天然食療的方式調整增加飲食中的碘攝取量。

但是，如果缺碘情形比較嚴重，醫師可能就會建議你服用碘補充劑，他們可能會直接跟你建議服用劑量，並且推薦你適合的品牌。另外，服用補充劑期間醫師也會定期監測你的碘和甲狀腺素的濃度。

# 有哪些補給品

購買碘補充劑之前，必須先了解這樣的膳食補充劑有哪些利與弊。首先要了解的是，市面上有數百種不同的碘補充劑，每一個品牌的含碘量都不同，這也是影響甲狀腺健康的關鍵。請記住，不管是碘過量還是碘缺乏都對身體一樣有害，如果你不知道自己究竟吃進多少碘，很有可能會在不知不覺中攝取過量。

根據美國食品藥物管理局規定，市面上販售的食品或膳食補充劑必須在標籤上列出內含的食品添加劑和營養成份。舉例來說，如果鹽巴裡加了碘化亞銅或碘化鉀，那標籤上就必需註明：「此產品添加碘化物，為人體必需營養素。」話雖如此，但目前美國食品藥物管理局並沒有強制規定食品或補充劑需要加碘強化。而且對於膳食補充劑的配方和成份比例也沒有明確規定，因此許多綜合維他命都沒有含碘。但若真的加了碘，就必須依規定標示出來。

根據美國食品藥物管理局對食品標籤的規定，膳食補充劑的標籤需列有：

- 產品名稱
- 標籤內容（包含成份、含量）
- 內容量
- 非活性成份（如黏合劑和填充劑等，並不會影響補充劑的成份和功能）
- 製造商、經銷商、包裝廠的名稱和製造地點

碘補充劑的種類型式五花八門，舉凡藥片、藥用軟糖、膠囊到碘液都有，每一種的含碘量、成份、價格和品質也不盡相同，另外，補充劑可能會添加其他成份來刺激強化甲狀腺運作，如酪胺酸（一種胺基酸）、硒（一種微量營養素）。有些自稱為「產前營養補充品」還可能含有除了碘之外的其他維他命和礦物質。

各種類型碘補充劑含碘量差異很大，從 225 微克到超過 12,000 微克都有。225 微克的碘占美國國人膳食營養素（RDI）參考攝取量的 150%，12,000 微克的占比則超過 80 倍。

根據美國甲狀腺協會的指南建議，食用碘補充劑的話一天不宜攝取超過 500 微克的碘。因此，購買任何膳食補充劑之前與醫師或藥劑師談談是很重要的，他們會根據你自身的碘和甲狀腺素的濃度給予建議，協助你選擇適當的碘補充劑。

碘補充劑的種類：

- 碘化鉀
- 海帶中的碘
- 含碘的產前維他命
- 碘化鈉
- 螺旋藻碘

市面上有各種加碘食品的販售通路，如：健康食品店、藥局、或其他零售店面等任君挑選。

# 品質很重要

過去十年來，全球膳食補充劑的銷售額持續成長，最近一份預測更指出，2019年全球膳食補充劑的銷售額高達近3,530億美元。膳食補充劑數量龐大、種類繁多，但在美國食品藥物管理局卻沒有嚴格把關，這會使消費者很難選到品質良好的膳食補充劑。

另外也要記住，就算標示「天然」也不表示一定安全或有效，許多網路上和實體店面販賣的膳食補充劑和營養保健品都含有對人體有害物質，例如：鉛、汞，以及其他未明確標示的有毒物質，如果消費者在不知情的情況下把這些都吃下肚，有毒物質就會隨時間在體內累積。

要避免上述情況的一個辦法便是查看標籤上的成分純度和相對應的效力。一般來說，經由第三方獨立研究機構測試認可的產品比較不會魚目混珠，不會用其他成份濫竽充數，不僅標示的成份與實際含量相符，更能維持產品的優良品質。

## 聽聽專家怎麼說

市面上碘補充劑的數量多到令人目不暇給，讓人看得眼花撩亂，而且品質又不一致，比如說：產品品質可能會因為製造商不同而有所差異，使得實際的碘含量超標或是未達標，因此消費者很難買到良好的產品。

這也是醫師和藥劑師可以幫助你的地方。如果醫師建議你服用碘補充劑，他們會在產品選擇方面給予建議，除此之外，讓藥劑師知道你目前正在服用的膳食補充劑也可以讓他們在配藥時避免開出與補充劑相互作用的處方藥。

所以說，找個時間諮詢藥劑師，討論目前服用的藥物與膳食補充劑是否無害且有功效，並確保這些藥物不會互相發生交互作用。

# 第9章
# 重述重點

先前我們列出均衡攝取碘的所有益處，我們能理解這個微量元素對於維持正常的身體機能的重要性。現在，該去購買碘補充劑了嗎？不完全是這樣。儘管研究證實碘有許多好處，但我們仍然需要深入了解其效能、劑量和安全性。

你既然翻開此書，想必是為了更了解碘以及其對你健康所帶來的影響吧？網路和市面上的書籍，有大量關於碘的相關資訊。某些線上論壇、部落格或是書籍會說，攝取過量的碘讓我們的健康亮紅燈。與此同時，其他的書籍和網站則認為我們罹患了碘缺乏症。究竟哪種才是正確的說法呢？事情其實沒有那麼複雜。

透過以下幾點，我們能更了解關於碘的真相：

1. 大多數人都能透過日常飲食，獲得足量的碘來維持碘平衡。
2. 嚴格控管飲食的人，更容易引起碘缺乏症和甲狀腺的相關疾病。
3. 過去幾年，美國民眾的碘攝取量不足的情況逐漸惡化。
4. 長期碘攝取量過低或過高，可能會導致健康問題。
5. 土壤貧瘠、資源匱乏的地區，因為缺乏含有營養價值的食物和水，碘缺乏症的病例數更高。
6. 個人的碘含量測試準確度不高。

7. 懷孕和哺乳期的女性需要攝取更多的碘，才能提供給自己和正在發育的寶寶所需的碘含量。

8. 許多婦產科醫師和助產士不會與患者討論他們的碘平衡狀況。

9. 持續攝取造成甲狀腺腫（阻擋碘）的食物，會降低長期的碘平衡。

10. 甲狀腺疾病患者對於碘平衡的變化（上升或下降）更為敏感。

11. 碘中毒是比較罕見的情況，但可能會引發對生死攸關的醫療危機，需要立即就醫。

12. 碘補充劑的品質不一，其對於碘平衡的影響程度也不一。

13. 碘補充劑可能與其他藥物產生作用。

14. 科學家仍在研究碘的益處和風險，也還在評估最恰當的劑量和其功效。


就算出現碘缺乏症的症狀，患者也不該在未經醫療諮詢的情況下，就開始服用碘補充劑。常見症狀如體重增加、過度疲勞或記憶力下降等，可能是其他疾病所致，不一定是碘缺乏症所引起的症狀。

膳食補充劑也可能與藥物產生相互作用。可以在開始攝取補充劑之前，諮詢醫師的建議。醫師能根據你的整體健康狀況判斷且安排適切的檢測項目，包括檢查你體內的碘濃度和甲狀腺素濃度。

不同的學者研究指出，目前各年齡層並沒有明確的理想體內碘含量。碘的攝取量難以估計，現在的科學技術還是無法精確計算食物中的碘含量。飲食是維持碘平衡的關鍵，你的飲食偏好能讓你擁有正常的碘濃度，也有可能會讓你罹患碘缺乏症或是碘攝取過量。

衛生專家和國際健康組織也沒有提出任何有關適當碘濃度的建議。此外，醫界與科學界對於碘的建議每日攝取量仍抱持懷疑的態度。

許多人認為，目前成人的建議每日攝取量之所以是150微克，只是為了預防甲狀腺腫，並不足以維持最佳的碘濃度平衡，也浪費了碘的健康價值。我們應該要知道，美國農業部等政府機構為了評估人口的健康狀態，都會持續進行營養監測計劃和調查報告。而根據目前的報告，美國大部分的地區都沒有碘缺乏症的問題。

雖然我們只能粗估人口的健康情況，無法觀察個別因素或探究導致健康差距的原因，但這項報告仍然呈現了現在美國人口的營養狀態。

近期，美國食品藥物管理局在2022年提出最新的總體飲食報告，研究2018年至2020年市面上食品的營養成分。我還在撰寫本書的此時此刻，他們仍然持續分析各種營養素，希望能確認美國人口是否達到碘攝取量的平均值。

這個分析報告會是未來的重要指標，我們能了解美國居民的碘濃度是否有變化。若你正在閱讀本書，你可能會想知道碘對人體健康的影響。因此，請務必查看美國食品和藥物管理局的網站，以獲得碘的最新分析報告。

提倡碘平衡的人們則認為，碘的最高攝取量等飲食建議過於保守。不知道你是否記得各族群的過量標準？成人為超過300 μg/L、懷孕婦女為超過500 μg/L，成人的最大劑量則是1100 μg。碘補充劑的研究報告，並沒有提出攝取更高劑量的益處和風險。

目前劑量的相關研究並沒有提出個體因素的影響。我們只知道，沒有甲狀腺疾病或其他嚴重健康問題（如嚴重的腎臟疾病）的人，通常能忍受高劑量的碘，不會有嚴重的副作用。但請記住，懷孕婦女和新生兒對於高濃度的碘及其對甲狀腺功能的影響特別敏感，需要特別注意，避免造成缺乏或過量。

綜觀全球，目前我們還沒把碘視為重要的營養素。消費者對於各種科學、臨床和功能醫學專家的不同觀感到困惑。

從這本有關碘平衡的書中，你能學到什麼新知識呢？請你記住，若你有均衡飲食的習慣，也有在日常飲食中攝取碘鹽，那你的碘攝取量應該沒什麼問題。

然而，你若是純素或素食者，也不會額外攝取富含碘的食物，你可能需要請醫師檢查你的碘和甲狀腺激素濃度。此外，若你有甲狀腺失調的症狀，如體重增加、疲勞、對溫度敏感等，你可以考慮安排甲狀腺激素濃度的檢測項目。

醫師能根據你的日常飲食，討論你罹患碘缺乏症的機率，並評估你是否需要安排後續檢測項目。

完成檢測以後，醫師會根據你的碘濃度，提出適合你的治療方式。若你有輕微的碘缺乏症，醫師可能會建議你增加碘的攝取來源。至於其他的嚴重甲狀腺疾病，醫師可能會開立處方箋來調整你的甲狀腺激素濃度。

請仔細檢視飲食，若有碘缺乏的疑慮，請先諮詢醫師建議，並找回身體的碘平衡。

# 鳴謝

　　我想感謝我的丈夫 Koustuv，他總是支持我的寫作。沒有你，我無法完成這本書，你的寶貴意見成為一個更好的作家。哦，也謝謝你提供的那些同義詞！

　　同樣深深地感謝我的女兒 Shreya，和我的兒子 Shohan 以及 Shomik。感謝你們的正能量和鼓勵，我為你們每一位感到驕傲。

　　致我親愛的母親：你是有天賦的故事講述者，也是我的靈感來源。希望你會喜歡閱讀這本書，並了解碘平衡是什麼。

　　致我親愛的父親：你太早離開我們了，我沒有一天不想念你。你是一位了不起的人和出色的父親，我總是尋求你的力量和指引。

　　感謝我的兄弟 Amit、妹妹 Mousumi、姊夫 Kingshuk，以及我的兩位嫂嫂 Archana 和 Nandini：謝謝你們一直鼓勵我，相信我的寫作。

　　感謝 Ulysses Press 的所有編輯。與你們合作真的很愉快，我非常感激你們在這次寫作旅程中所給予的幫助和支持。

國家圖書館出版品預行編目(CIP)資料

碘的神奇功效：改善甲狀腺功能與心臟健康的關鍵，少碘多碘
都不行／瑪莉妮‧高沙爾（Malini Ghoshal）著作；蔡欣如譯.
-- 初版. -- 臺中市：晨星出版有限公司，2023.11
　　面；　公分. --（健康與飲食；155）

譯自：The iodine balancing handbook

ISBN 978-626-320-667-0（平裝）

1.CST: 碘　2.CST: 健康法　3.CST: 健康飲食

411.1　　　　　　　　　　　　　　　　　　112017035

健康與飲食
155

# 碘的神奇功效：

改善甲狀腺功能與心臟健康的關鍵，少碘多碘都不行
The iodine balancing handbook

| | |
|---|---|
| 作者 | 瑪莉妮‧高沙爾（Malini Ghoshal, RPh, MS） |
| 譯者 | 蔡欣如 |
| 主編 | 莊雅琦 |
| 編輯 | 張雅棋 |
| 校對 | 張雅棋、黃嘉儀 |
| 網路編輯 | 黃嘉儀 |
| 美術排版 | 黃偵瑜 |
| 封面設計 | 初雨工作室_IVY |

可至線上填回函！

| | |
|---|---|
| 創辦人 | 陳銘民 |
| 發行所 | 晨星出版有限公司 |
| | 407台中市西屯區工業30路1號1樓 |
| | TEL：（04）23595820 |
| | FAX：（04）23550581 |
| | health119 @morningstar.com.tw |
| | 行政院新聞局局版台業字第2500號 |
| 法律顧問 | 陳思成律師 |
| 初版 | 西元2023年11月10日 |
| 讀者服務專線 | TEL：（02）23672044／（04）23595819#212 |
| 讀者傳真專線 | FAX：（02）23635741／（04）23595493 |
| 讀者專用信箱 | service @morningstar.com.tw |
| 網路書店 | http://www.morningstar.com.tw |
| 郵政劃撥 | 15060393（知己圖書股份有限公司） |
| 印刷 | 上好印刷股份有限公司 |

定價 350 元
ISBN 978-626-320-667-0

Copyright © 2023 by Malini Ghoshal
Published by arrangement with Ulysses Press
through Andrew Nurnberg Associates International Limited

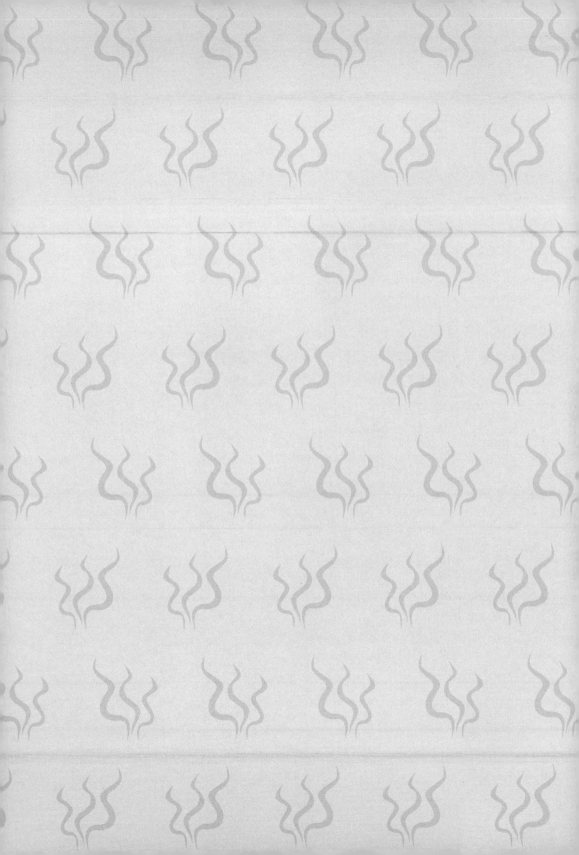

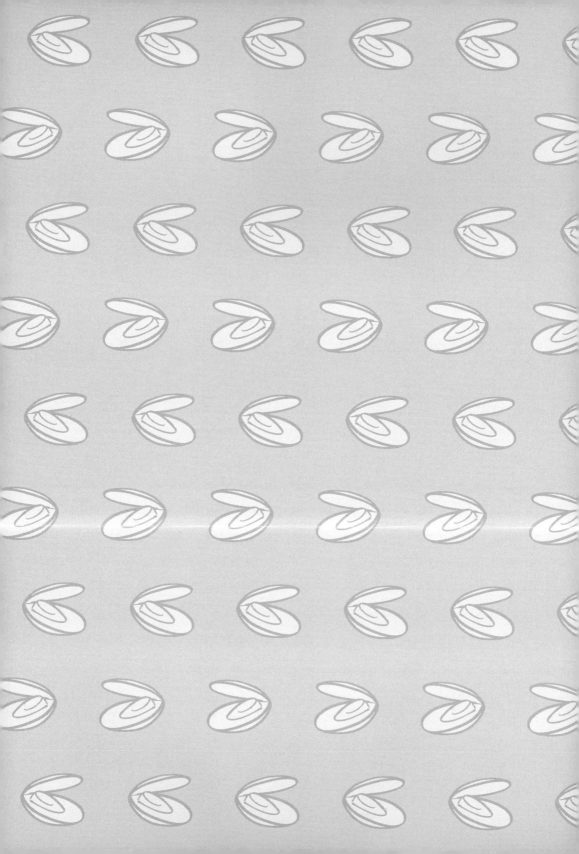